CONTENTS

SVELA I SEGRETI DELLA NUTRIZIONE: NAVIGARE NEL MONDO DELLE DIETE ONLINE CON CONSAPEVOLEZZA E SUCCESSO

La Tua Guida Esperta per Valutare le Diete sul Web

INTRODUZIONE E OBIETTIVO

Nell'epoca dell'informazione, un singolo clic ci consente di accedere a una ricchezza di dati su qualsiasi argomento. Anche quando si tratta di questioni nutrizionali, fondamentali per la nostra vita quotidiana, il semplice clic di un tasto apre le porte ad un enorme flusso di informazioni. Tuttavia, questa abbondanza può portare a un'inondazione di dati, molti dei quali non sempre accurati e spesso estratti dal loro contesto. Capire cosa mangiamo è diventato più semplice ma al contempo più complicato.

Da un lato, una ricchezza di conoscenze è a portata di mano; dall'altro, la vasta gamma di consigli dietetici online può lasciarci sopraffatti, confusi e spesso malinformati.

Il termine 'dieta' ha superato le sue connotazioni tradizionali di semplice perdita di peso; è diventato sinonimo di scelte di stile di vita, piani di salute e, in alcuni casi, persino identità culturale. Tuttavia, tra le innumerevoli opzioni disponibili, come distinguere tra una nutrizione genuina, scientificamente basata, e tendenze fugaci, potenzialmente pericolose?

DEFINIRE LE DIETE: OLTRE LA PERDITA DI PESO

Alle sue fondamenta, una dieta non è solo uno strumento per la gestione del peso, ma un aspetto fondamentale della nostra esistenza. Una dieta comprende la totalità di cibo e bevande che una persona consuma abitualmente. Non si tratta solo di conteggio delle calorie o dei macronutrienti; si tratta di nutrire il corpo, sostenere le sue funzioni ed assicurare il benessere generale. Che tu stia cercando di perdere peso, gestire una condizione di salute, migliorare le prestazioni atletiche o semplicemente condurre una vita più sana, la tua dieta gioca un ruolo fondamentale. Una dieta equilibrata fornisce nutrienti essenziali, vitamine e minerali necessari per le funzioni quotidiane del corpo e per la salute a medio e soprattutto a lungo termine.

LA NECESSITÀ DI UNA DIETA: COMPRENDERE GLI OBIETTIVI PERSONALI

La necessità di adottare una dieta specifica varia da persona a persona. Alcuni intraprendono cambiamenti alimentari a causa di sopravvenute avverse condizioni di salute come, per citarne alcune, il diabete, problemi cardiovascolari o allergie alimentari. Altri potrebbero cercare diete per aumentare l'energia, aumentare e/o migliorare le prestazioni fisiche, altri per stare bene in generale. Fattori sociali, etici ed ambientali influenzano anche le scelte alimentari, come il vegetarianismo, il veganismo o pratiche alimentari sostenibili. È cruciale riconoscere che non esiste un approccio unico per tutti; i bisogni dietetici di ogni individuo sono unici!

I RISCHI DELL'AUTODIGIUNO: UN GIOCO PERICOLOSO

Sebbene l'intenzione dietro la dieta dell'autodigiuno sia sincera, essa comporta rischi significativi. Seguire ciecamente diete non verificate trovate online, specialmente quelle estreme o restrittive, può portare a carenze nutrizionali, diete sbilanciate ed effetti collaterali sulla salute. Diete per la perdita di peso rapida, piani di disintossicazione o diete di eliminazione senza una supervisione professionale, possono danneggiare il corpo e disturbare il suo delicato equilibrio. Inoltre, prescrivere da soli diete senza comprendere i propri bisogni nutrizionali può peggiorare le condizioni di salute esistenti.

L'IMPORTANZA DELLA CONOSCENZA DI BASE SU ALIMENTI E NUTRIZIONE

Comprendere le basi della nutrizione è come avere una bussola nella giungla delle informazioni dietetiche. Queste informazioni conferiscono alle persone, la capacità di fare scelte informate, in quanto rivelano come saper decifrare le etichette nutrizionali e come distinguere tra fonti credibili e pseudoscienza. La conoscenza di base dei macronutrienti (carboidrati, proteine e grassi), dei micronutrienti (vitamine e minerali), delle linee guida dietetiche e delle etichette alimentari ci fornisce gli strumenti per valutare criticamente varie diete.

IL RUOLO VITALE DEL CONSIGLIO MEDICO

Nel campo dei cambiamenti dietetici, il consiglio di un professionista della salute, preferibilmente un dietista registrato o un nutrizionista, è inestimabile. Questi esperti hanno l'esperienza per valutare lo stato di salute di un individuo, le preferenze dietetiche e i fattori di stile di vita in modo completo. Possono fornire orientamenti personalizzati basati su prove, adattati a esigenze specifiche, garantendo che i cambiamenti dietetici siano non solo efficaci ma anche sicuri.

LA DISINFORMAZIONE DI INTERNET E DEI SOCIAL MEDIA

Internet, sebbene sia un tesoro di conoscenza, è anche un terreno fertile per la disinformazione. I social media amplificano le tendenze, mostrando storie di successo sensazionali senza considerare le differenze individuali, le condizioni di salute sottostanti o gli effetti collaterali potenziali. Termini come 'super cibi', 'diete miracolose' o pillole magiche per la perdita di peso, circolano spesso senza un supporto scientifico, portando le persone su percorsi che potrebbero non essere in linea con i loro effettivi bisogni.

L'OBIETTIVO DI QUESTO LIBRO: DARE POTERE ATTRAVERSO LA CONOSCENZA

In questo mare di informazioni dietetiche, questo libro emerge come un faro, guidandoti attraverso le onde tumultuose dei consigli online. Il nostro obiettivo è chiaro: armarti di conoscenze nutrizionali fondamentali. Non intendiamo prescrivere una dieta singola come panacea, ma equipaggiarti con la comprensione necessaria per navigare il variegato "oceano" dietetico online. Riconosciamo che il corpo di ogni persona è unico e risponde in modo diverso a vari cibi e approcci. Trasmettendo le basi della nutrizione, ti dotiamo della capacità di valutare criticamente le diete, distinguere tra consigli genuini e mode, e fare scelte allineate con i tuoi obiettivi di salute.

Attraverso un'esplorazione completa, faremo luce sulle diete popolari, ne esamineremo le fondamenta e valuteremo i loro potenziali benefici e rischi. Discuteremo la scienza dietro ciascuna dieta, consentendoti di capire se un approccio particolare si adatta al tuo stile di vita e alle tue esigenze di salute. Inoltre, sottolineiamo l'importanza di consultare un professionista della salute, prima di apportare cambiamenti dietetici significativi, sottolineando il valore di una guida personalizzata.

Nei capitoli che seguono, ti invitiamo in un viaggio nel mondo delle diete. Insieme, sveleremo i misteri che circondano le diete, smonteremo i miti e ti doteremo della conoscenza necessaria per fare scelte informate. Ricorda, la tua salute è un viaggio di una vita e, con la giusta conoscenza, puoi intraprenderlo con fiducia, destreggiandoti tra le diverse opzioni dietetiche disponibili, abbracciando uno stile di vita che promuova non solo il benessere fisico, ma anche una vitalità e una felicità duratura. Iniziamo insieme questa esplorazione trasformativa, dando a te il potere di creare una relazione sostenibile e nutritiva con il cibo e, di conseguenza, con il tuo benessere personale.

PRINCIPI BASE DELLA NUTRIZIONE

COMPRENSIONE DELLA NUTRIZIONE: OLTRE IL CONSUMO DI CIBO

La nutrizione, nella sua essenza, va ben oltre il semplice atto di mangiare. È la scienza che esplora come il nostro corpo utilizzi i nutrienti presenti nei cibi e nelle bevande che consumiamo per alimentare le sue funzioni. La nutrizione comprende lo studio dei carboidrati, delle proteine, dei grassi, delle vitamine, dei minerali e dell'acqua: gli elementi essenziali che costituiscono la base della vita. È l'intricata interazione di questi nutrienti che sostiene i nostri processi fisiologici, supporta la crescita e lo sviluppo e rinforza il nostro sistema immunitario contro le malattie. In poche parole, la nutrizione è il fondamento della nostra salute e del nostro benessere generale.

IL RUOLO FONDAMENTALE DELLA NUTRIZIONE NELLA VITA UMANA

L'importanza della nutrizione nella vita umana non può essere sopravvalutata. Ogni cellula, tessuto e organo nel nostro corpo dipende da specifici nutrienti per funzionare in modo ottimale. I carboidrati fungono da principale fonte di energia per il corpo, alimentando le nostre attività quotidiane e fornendo l'energia necessaria per le funzioni corporee. Le proteine sono i mattoni delle cellule, dei tessuti, degli enzimi e degli ormoni, essenziali per la crescita e la riparazione. I grassi, spesso fraintesi, sono cruciali per la salute del cervello, la produzione di ormoni e l'assorbimento delle vitamine liposolubili. Le vitamine e i minerali agiscono come catalizzatori per varie reazioni chimiche, garantendo un corretto metabolismo e risposte immunitarie adeguate. L'acqua, spesso trascurata, mantiene l'equilibrio dei fluidi nel corpo, aiuta la digestione e regola la temperatura corporea. In sostanza, la nutrizione è la base su cui si erge la nostra salute, palesando la nostra vitalità, resilienza e longevità.

SVILUPPO STORICO DELLA NUTRIZIONE: DALLA SOPRAVVIVENZA ALLA SCIENZA

L'evoluzione della nutrizione riflette il percorso stesso dell'umanità. Nell'antichità, le scelte alimentari umane erano guidate dagli istinti di sopravvivenza, cercando sostentamento per combattere la fame ed assicurare la sopravvivenza. Le prime civiltà scoprirono il valore nutrizionale di cibi diversi, comprendendo l'impatto della dieta sulla salute. Nel corso dei secoli, mentre le culture prosperavano e le rotte commerciali si espandevano, le tradizioni culinarie si intrecciavano, portando alla ricca trama delle cucine globali che conosciamo oggi. La comprensione scientifica della nutrizione, tuttavia, è un fenomeno relativamente recente. Fu solo nei secoli XIX e XX che furono fatti scoperte fondamentali sugli elementi essenziali, portando all'identificazione di vitamine e minerali. Queste rivelazioni aprirono la strada per una comprensione più approfondita delle malattie legate a carenze nutrizionali, come lo scorbuto e il rachitismo. Con l'avvento della tecnologia e delle metodologie di ricerca, il campo della nutrizione si trasformò in una rigorosa scienza, esplorando non solo i ruoli dei singoli nutrienti, ma anche le intricate interazioni all'interno dei complessi sistemi del corpo.

L'IMPATTO DELLA NUTRIZIONE SULLA SALUTE UMANA

Una corretta nutrizione è il pilastro della buona salute, influenzando la nostra suscettibilità alle malattie, i nostri livelli di energia e il nostro benessere mentale. Una dieta equilibrata, ricca di frutta, verdura, cereali integrali, proteine magre e grassi sani, può prevenire e gestire condizioni croniche come l'obesità, il diabete, le malattie cardiovascolari e alcuni tipi di cancro. Al contrario, una cattiva alimentazione, caratterizzata da un eccessivo consumo di cibi processati, zuccheri e grassi poco salutari, può portare a una miriade di problemi di salute, tra cui appunto obesità, diabete, ipertensione e una funzione immunitaria indebolita.

LA NUTRIZIONE COME SCIENZA DINAMICA: ADATTARSI ALLE SFIDE MODERNE

Nel mondo frenetico di oggi, la nutrizione si trova di fronte a sfide uniche. L'abbondanza di cibi processati, le vite sedentarie e la diffusione di diete alla moda hanno creato un paesaggio complesso. La scienza della nutrizione continua a evolversi, esplorando l'impatto delle scelte alimentari sulle nuove problematiche di salute come lo stress, i disturbi mentali e le condizioni autoimmuni. Inoltre, l'argomento implica e si addentra anche negli aspetti ecologici ed etici delle scelte alimentari, affrontando le preoccupazioni sulla sostenibilità, le pratiche agricole etiche e le loro implicazioni sulla nutrizione globale.

Nei capitoli successivi, approfondiremo i principi fondamentali della nutrizione, esplorando i macronutrienti e i micronutrienti, decifrando le etichette alimentari e comprendendo le complessità dei modelli dietetici. Dotandoci di questa conoscenza di base, ci rendiamo capaci di prendere decisioni informate e attente alla salute, assicurandoci che le nostre scelte alimentari siano in linea con il nostro benessere e contribuiscano a una vita di piena di vivacità ed equilibrio. Affrontiamo insieme questo viaggio illuminante nel cuore della nutrizione, svelando le sue complessità e scoprendo le chiavi per nutrire i nostri corpi e curare la nostra salute.

COMPRENSIONE DEI NUTRIENTI: I MATTONI DELLA VITA

Nell'intricata trama della nutrizione, ci sono due categorie fondamentali di nutrienti che giocano ruoli vitali nel sostentamento della vita: i macronutrienti e i micronutrienti. Ciascuna categoria comprende specifici elementi essenziali per il corretto funzionamento del corpo umano, fungendo da mattoni per la salute e la vitalità.

MACRONUTRIENTI: ALIMENTARE IL MOTORE DEL CORPO

I macronutrienti sono i nutrienti necessari al corpo in grandi quantità, servendo come principali fonti di energia e forniscono i materiali necessari per la crescita, la riparazione e la manutenzione dei tessuti corporei. Ci sono tre tipi principali di macronutrienti: carboidrati, proteine e grassi.

1. **Carboidrati:** I carboidrati sono la principale fonte di energia per il corpo. Quando vengono consumati, i carboidrati si scompongono in glucosio, che alimenta le cellule e alimenta varie funzioni corporee, compresa l'attività cerebrale. Ci sono due tipi di carboidrati: carboidrati semplici (zuccheri) e carboidrati complessi (amidi e fibre). I carboidrati semplici forniscono energia rapida, mentre quelli complessi rilasciano energia gradualmente, sostenendo il corpo per un periodo più lungo.

2. **Proteine:** Le proteine sono essenziali per la crescita, la riparazione e la manutenzione dei tessuti corporei. Sono composte da aminoacidi, che sono i mattoni del corpo. Esistono venti diversi aminoacidi, nove dei quali sono considerati essenziali perché il corpo non può produrli e deve ottenerli dalla dieta. Le proteine sono coinvolte in numerose funzioni corporee, tra cui la produzione di enzimi, la regolazione degli ormoni e il supporto del sistema immunitario.

3. **Grassi:** I grassi, anche noti come lipidi, sono una fonte concentrata di energia. Forniscono acidi grassi essenziali, cruciali per la salute del cervello, la struttura delle membrane cellulari e l'assorbimento delle vitamine

liposolubili (come A, D, E e K). I grassi si suddividono in grassi saturi (presenti in prodotti animali e alcuni oli vegetali) e grassi insaturi (grassi monoinsaturi e polinsaturi presenti in noci, semi, pesce e oli vegetali). I grassi sani sono vitali per la salute generale e dovrebbero essere consumati con moderazione.

MICRONUTRIENTI: LA SQUADRA DI MANUTENZIONE DEL CORPO

I micronutrienti sono nutrienti necessari al corpo in quantità minori, ma sono altrettanto essenziali per vari processi fisiologici. Essi includono vitamine e minerali, ognuno con specifiche funzioni all'interno del corpo.

1. *Vitamine*: Le vitamine sono composti organici che supportano diverse funzioni corporee, tra cui il metabolismo, la funzione del sistema immunitario e la crescita cellulare. Ci sono due tipi principali di vitamine: idrosolubili (come le vitamine del gruppo B e la vitamina C, che non vengono immagazzinate e devono essere consumate regolarmente) e liposolubili (come le vitamine A, D, E e K, che vengono immagazzinate nel corpo). Ogni vitamina svolge un ruolo unico; ad esempio, la vitamina C è vitale per la formazione del collagene e il supporto del sistema immunitario, mentre la vitamina D è cruciale per la salute ossea e la funzione immunitaria.

2. *Minerali*: I minerali sono elementi inorganici essenziali per diversi processi fisiologici, compresa la formazione ossea, la funzione degli enzimi e la segnalazione nervosa. I minerali principali, come calcio, potassio e magnesio, sono richiesti in quantità maggiori, mentre i minerali traccia, tra cui ferro, zinco e rame, sono necessari in quantità minori, ma sono altrettanto importanti per la salute generale. Ad esempio, il ferro è vitale per il trasporto dell'ossigeno nel sangue, mentre il calcio è essenziale per la densità ossea e la funzione muscolare.

Comprendere il ruolo dei macronutrienti e dei micronutrienti è essenziale per prendere decisioni alimentari informate. Una dieta equilibrata che includa una varietà di cibi nutrienti assicura che il corpo riceva un adeguato apporto di questi elementi vitali, promuovendo la salute generale, la vitalità e il benessere. Apprezzando i ruoli intricati di questi nutrienti, le persone possono adottare modelli alimentari che supportano la loro salute fisica, mentale ed emotiva, aprendo la strada verso un benessere fisico e mentale duraturo.

CIBI PROCESSATI VS. CIBI "INTEGRI": DECIFRARE LE ETICHETTE

Nel contesto alimentare moderno, la distinzione tra cibi processati e cibi integri (così come è presente in natura) è diventata sempre più cruciale. Comprendere le differenze tra queste categorie è fondamentale per prendere decisioni dietetiche informate che favoriscano la salute generale e il benessere. Esaminiamo il mondo dei cibi processati e integri, esplorando le loro caratteristiche, gli effetti sulla salute e il ruolo di vari additivi.

CIBI PROCESSATI: DECIFRARE LA COMPLESSITÀ

Definizione: I cibi processati subiscono varie operazioni meccaniche o chimiche per modificarli o conservarli. Queste alterazioni spesso comportano l'aggiunta di zuccheri, sale, grassi poco salutari e sostanze artificiali.

Caratteristiche:

Ricchi di Additivi: I cibi processati contengono spesso aromi artificiali, conservanti, dolcificanti e coloranti. Questi additivi migliorano il sapore, l'aspetto e la durata di conservazione, ma possono avere effetti negativi sulla salute.

Ricchi di Zuccheri e Grassi Raffinati: I cibi processati contengono frequentemente livelli elevati di zuccheri raffinati e grassi poco salutari, contribuendo all'obesità, al diabete e alle malattie cardiache.

Scarsi in Fibre: La maggior parte dei cibi processati manca di fibre alimentari, essenziali per la salute digestiva. La mancanza di fibre può portare a problemi digestivi, come la stitichezza.

Ricchi di Sale: I cibi processati sono noti per il loro elevato contenuto di sale, contribuendo all'ipertensione e ad altri problemi cardiovascolari.

Perdita Nutrizionale: Il processo di lavorazione spesso priva gli alimenti di nutrienti essenziali. Ad esempio, i cereali raffinati perdono fibre e molte vitamine del gruppo B durante il processo.

Effetti sulla Salute:

Obesità: Il consumo regolare di cibi processati è collegato all'aumento di peso a causa della loro elevata densità calorica, dei grassi poco salutari e degli zuccheri.

Malattie Croniche: I cibi processati contribuiscono all'aumento delle patologie croniche, compresi diabete, malattie cardiache e alcune forme di cancro.

Problemi Digestivi: Il basso contenuto di fibre nei cibi processati può portare a disturbi digestivi come stitichezza e diverticolosi sintomatica.

Altalene d'Umore: Gli additivi e lo zucchero nei cibi processati potrebbero influenzare la stabilità emotiva e i livelli di energia.

CIBI AL NATURALE: L'ESSENZA DELLA NUTRIZIONE

I cibi al naturale, "integri", sono processati o raffinati in minima parte e comunque in modo trascurabile, preservando i nutrienti naturali e le fibre presenti nel cibo.

Caratteristiche:

Ricchi di Nutrienti: I cibi integri sono naturalmente ricchi di vitamine essenziali, minerali, fibre e antiossidanti, promuovendo la salute generale.

Scarsi di Additivi: I cibi integri non contengono additivi artificiali, riducendo il rischio di effetti negativi sulla salute associati a queste sostanze.

Macronutrienti Bilanciati: I cibi integri forniscono una miscela bilanciata di carboidrati, proteine e grassi salutari, sostenendo varie funzioni corporee.

Ricchi di Fibre: I cibi integri, soprattutto frutta, verdura e cereali al naturale, sono eccellenti fonti di fibre alimentari, supportando la digestione e la salute generale dell'intestino.

Zuccheri Naturali: I cibi integri contengono zuccheri naturali accompagnati da fibre, promuovendo un assorbimento più lento dello zucchero e prevenendo picchi di zucchero nel sangue.

<u>Effetti Positivi sulla Salute:</u>

Controllo del Peso: I cibi integri, ricchi di fibre e nutrienti, favoriscono il senso di sazietà, contribuendo al controllo del peso.

Salute Cardiovascolare: Le diete ricche di cibi integri sono associate a ridotti fattori di rischio per le malattie cardiovascolari.

Salute Digestiva: L'alto contenuto di fibre nei cibi integri supporta la regolarità intestinale e una flora intestinale sana.

Stabilità del Livello di Zucchero nel Sangue: Il bilancio naturale di zuccheri e fibre nei cibi integri aiuta a regolare i livelli di zucchero nel sangue.

ADDITIVI E LA DIETA MODERNA: BILANCIARE LA CONVENIENZA E LA SALUTE

Nella ricerca della comodità, l'industria alimentare ha introdotto vari additivi, tra cui conservanti, dolcificanti, coloranti e sostanze chimiche, nella nostra dieta. Anche se queste sostanze migliorano sapore, aspetto e durata di conservazione, il loro consumo deve essere preso in esame con cautela a causa delle potenziali implicazioni sulla salute.

Conservanti: I conservanti prolungano la durata di conservazione dei cibi processati. Tuttavia, alcuni conservanti sintetici sono stati collegati a allergie e reazioni avverse in individui sensibili.

Dolcificanti: Dolcificanti artificiali come l'aspartame e la saccarina sono utilizzati in molti prodotti a basso contenuto calorico e dietetici. Pur fornendo dolcezza senza calorie, persistono preoccupazioni sui loro effetti a lungo termine, compresi potenziali legami con disturbi metabolici.

Coloranti: I coloranti artificiali migliorano l'aspetto visivo dei cibi, ma sono stati associati ad iperattività nei bambini e reazioni allergiche in alcuni individui.

Sostanze Chimiche e Additivi: Diverse sostanze chimiche, stabilizzatori ed emulsionanti sono utilizzati per migliorare la consistenza e la preparazione dei cibi. Sebbene siano considerati sicuri in basse quantità, i loro effetti cumulativi nel tempo rimangono un argomento di ricerca in corso.

IL FUTURO DEL CIBO: SOSTENIBILITÀ E OLTRE

In un'era in cui la consapevolezza ambientale è fondamentale, il nostro approccio al cibo deve estendersi oltre alla nostra salute personale per abbracciare anche quella del nostro pianeta. Le pratiche alimentari sostenibili mirano a minimizzare l'impatto ecologico della produzione alimentare, garantendo la disponibilità di risorse per le generazioni future.

Viviamo in un'era nella quale acquisire una consapevolezza ecologica e dell'ambiente in cui viviamo, è fondamentale per il nostro futuro e per quello delle prossime generazioni. Ogni individuo deve essere a conoscenza che la corsa al progresso, nei suoi infiniti risvolti, ha generato effetti devastanti sul cambiamento climatico, quali temperature più elevate, tempeste sempre più violente, aumento della siccità, riscaldamento e innalzamento degli oceani e perdita di alcune specie animali per citarne solo alcuni. Una delle principali cause individuate dall'ONU, è dovuta proprio alla produzione alimentare, la quale utilizza ogni tipo di prodotto chimico e farmaceutico nel settore agricolo, nell'allevamento terrestre e marino; tale pratica è ritenuta responsabile dell'aumento del gas serra, oltre, purtroppo, alla possibilità che il consumo di prodotti alimentari derivati da questa tipologia produttiva può avere impatti negativi a lungo termine. Acquisendo questa conoscenza, possiamo quindi adottare scelte di consumo che vadano nella direzione di acquisto di prodotti alimentari ottenuti con tipologie produttive sostenibili e che mirano a minimizzare l'impatto ecologico, garantendo la disponibilità di risorse anche per le generazioni future

PRATICHE ALIMENTARI SOSTENIBILI

Consumo Locale e Stagionale: Scegliere prodotti locali e di stagione riduce l'impronta di carbonio associata al trasporto alimentare su lunghe distanze.

Agricoltura Biologica: L'agricoltura biologica evita pesticidi e fertilizzanti sintetici, promuovendo la salute del suolo e della biodiversità.

Riduzione degli Sprechi Alimentari: Minimizzare gli sprechi attraverso un consumo consapevole e soluzioni innovative di conservazione conserva le risorse e riduce le emissioni in discarica.

Dieta a Base Vegetale: Le diete basate su cibi vegetali riducono le emissioni di gas serra associate all'agricoltura animale.

L'IMPORTANZA DELLA SOSTENIBILITÀ

Conservare le Risorse: Le pratiche sostenibili conservano risorse vitali come l'acqua e le terre coltivabili, garantendone la disponibilità per le generazioni future.

Preservare la Biodiversità: Proteggere gli ecosistemi naturali e promuovere la biodiversità assicura la resilienza dei nostri sistemi alimentari di fronte alle sfide ambientali.

Mitigare il Cambiamento Climatico: L'agricoltura sostenibile svolge un ruolo cruciale nel mitigare il cambiamento climatico, riducendo le emissioni di gas serra e sequestrando il carbonio nei suoli.

Nella ricerca di un benessere globale, è imperativo considerare l'impatto delle nostre scelte alimentari sia sulla nostra salute personale che su quella del nostro pianeta. Abbracciando il consumo di cibi integrali, comprendendo le implicazioni dei cibi processati e assecondando pratiche alimentari sostenibili, ognuno di noi può tracciare una strada verso un futuro in cui il nutrimento non è solo una fonte di vitalità, ma anche un catalizzatore per un cambiamento generale positivo.

CIBO COLTIVATO IN LABORATORIO: UNIONE TRA SCIENZA E SOSTENIBILITÀ

Negli ultimi anni, i progressi nella biotecnologia hanno inaugurato un'era rivoluzionaria nella produzione alimentare: il cibo coltivato in laboratorio. Conosciuto anche come carne coltivata o a base cellulare, questi prodotti vengono creati coltivando cellule animali in un ambiente di laboratorio controllato, offrendo un'alternativa all'allevamento tradizionale di bestiame. Questo approccio innovativo presenta una serie di possibilità e sfide, ridefinendo la nostra comprensione delle fonti alimentari e della sostenibilità.

COMPRENDERE IL CIBO COLTIVATO IN LABORATORIO: LA SCIENZA DIETRO IL CONCETTO

Il cibo coltivato in laboratorio interessa la coltivazione di cellule animali attraverso tecniche di ingegneria dei tessuti. Gli scienziati estraggono un piccolo campione di cellule animali, come cellule muscolari o adipose, e forniscono loro i nutrienti, gli ormoni e le strutture di supporto necessari per incoraggiare la crescita. Nel tempo, queste cellule si moltiplicano e si sviluppano in tessuto muscolare, replicando la consistenza e la composizione della carne tradizionale.

LE PROMESSE DEL CIBO COLTIVATO IN LABORATORIO: VANTAGGI E BENEFICI POTENZIALI

Conservazione Ambientale: Il cibo coltivato in laboratorio ha il potenziale per ridurre significativamente l'impatto ambientale associato all'allevamento tradizionale di animali. Richiede meno risorse naturali, inclusa acqua e terreno, con la conseguente riduzione di emissioni di gas serra.

Considerazioni Etiche: La carne coltivata elimina la necessità di allevare e macellare animali, affrontando preoccupazioni etiche legate al benessere animale.

Sicurezza Alimentare: Offrendo un metodo di produzione della carne più efficiente e controllabile, il cibo coltivato in laboratorio può contribuire alla sicurezza alimentare globale, specialmente nelle regioni che affrontano sfide legate all'allevamento tradizionale di bestiame.

Personalizzazione: Inoltre gli scienziati possono manipolare il contenuto nutrizionale e la composizione del cibo coltivato in laboratorio, creando potenzialmente prodotti su misura per specifiche esigenze dietetiche, come ad esempio creare un prodotto a basso contenuto di grassi o ad alto contenuto proteico.

SFIDE E CONSIDERAZIONI: A CHE PUNTO SIAMO?

Sfide Tecnologiche: Nonostante siano stati compiuti progressi significativi, persistono sfide nel processo di scalare la produzione e ridurre i costi. I ricercatori continuano a perfezionare il processo per rendere il cibo coltivato in laboratorio accessibile a un mercato più ampio.

Accettazione da Parte dei Consumatori: Superare lo scetticismo sociale e guadagnare la fiducia dei consumatori sono ostacoli critici. La trasparenza nell'etichettatura e l'affrontare preoccupazioni sulla sicurezza e il gusto dei prodotti coltivati in laboratorio sono essenziali per favorire l'accettazione.

Quadro Regolatorio: Stabilire linee guida che regolino in maniera chiara e standardizzata il cibo coltivato in laboratorio, diventa essenziale, per garantire sicurezza del prodotto, qualità e assicurazione sull'applicazione delle pratiche etiche all'interno del settore.

Fattori Culturali e Culinari: Il cibo coltivato in laboratorio deve soddisfare le aspettative culturali e culinarie per guadagnare un'ampia accettazione. Fattori come gusto, consistenza e proprietà culinarie giocano un ruolo cruciale nell'adozione da parte dei consumatori.

IL FUTURO DEL CIBO COLTIVATO IN LABORATORIO: UN PERCORSO SOSTENIBILE

I continui studi di ricerca e sviluppo dell'agricoltura cellulare, comportano un progresso continuo, il cibo coltivato in laboratorio ha il potenziale per rivoluzionare il modo in cui produciamo e consumiamo carne. Affrontando le preoccupazioni ambientali, le considerazioni etiche e le sfide della sicurezza alimentare, questo approccio innovativo si allinea con gli obiettivi di produzione alimentare sostenibile e responsabile.

NUTRIRE IL FUTURO

Nella ricerca di scelte alimentari sostenibili ed etiche, l'emergere del cibo coltivato in laboratorio rappresenta un passo significativo avanti. Unendo l'ingegnosità scientifica all'impegno per la conservazione ambientale e il benessere animale, stiamo esplorando nuove vie per nutrire una popolazione globale in crescita. Mentre la società affronta le sfide del XXI secolo, l'adozione di soluzioni innovative come il cibo coltivato in laboratorio può aprire la strada a un futuro più sostenibile ed etico, dove le nostre scelte alimentari si allineano armoniosamente al benessere del nostro pianeta e di tutti i suoi abitanti.

UN TOCCO PRATICO NELLA VITA QUOTIDIANA: COME INTERPRETARE LE ETICHETTE NUTRIZIONALI AL SUPERMERCATO

Mentre esplori le etichette nutrizionali, è essenziale evitare alcuni errori comuni che potrebbero compromettere la tua ricerca di una dieta sana.

In primo luogo, non cadere nella trappola del "marketing salutare". Alcuni prodotti possono essere pubblicizzati come "a basso contenuto di grassi" o "senza zuccheri aggiunti", ma potrebbero compensare con altri ingredienti meno salutari. Leggi attentamente l'intera etichetta per assicurarti di ottenere una visione completa del prodotto.

Un altro errore comune è non prestare attenzione alle dimensioni delle porzioni. Le porzioni possono variare notevolmente da un prodotto all'altro, rendendo fondamentale comprendere quanto effettivamente stai consumando. Molte persone commettono l'errore di assumere che un pacchetto singolo è automaticamente una singola porzione, ma potrebbe contenere più di quanto credi.

Evita anche il fraintendimento dei termini "senza grassi" o "senza zuccheri". Questo non significa necessariamente che il prodotto sia a basso contenuto calorico o salutare in generale. Può ancora contenere altre sostanze nocive o additivi che dovresti evitare.

Un altro errore frequente è ignorare il contenuto di sodio. Alcuni alimenti confezionati, anche quelli apparentemente salutari, possono contenere quantità sorprendenti di sodio, il che può contribuire a problemi di pressione sanguigna. Assicurati di monitorare attentamente il sodio, specialmente se hai problemi cardiaci o ipertensione.

Infine, non trascurare gli ingredienti aggiunti e gli additivi. Alcuni prodotti, anche quelli apparentemente semplici, possono contenere una lunga lista di ingredienti artificiali e conservanti che potrebbero avere effetti negativi sulla tua salute nel lungo termine.

In sintesi, leggere le etichette nutrizionali richiede attenzione e consapevolezza. Evita gli errori comuni, resta critico rispetto alle dichiarazioni pubblicitarie e sii consapevole delle dimensioni delle porzioni per fare scelte alimentari informate.

FIGURE PROFESSIONALI

I campi della nutrizione e della dietetica coinvolgono varie figure professionali con ruoli e qualifiche distinti. Ecco una panoramica delle differenze tra un medico nutrizionista, un biologo nutrizionista e un dietista:

Medico Nutrizionista

Qualifiche: Un medico nutrizionista è un medico specializzato in nutrizione. Possiedono una laurea in medicina e hanno completato una Scuola di Specializzazione in Nutrizione e/o una certificazione aggiuntiva nel campo della nutrizione.

Ruolo: I medici nutrizionisti sono professionisti medici qualificati che diagnosticano e trattano condizioni mediche legate alla nutrizione. Possono fornire consulenze mediche, prescrivere test medici e farmaci se necessario. Spesso lavorano con pazienti che hanno condizioni mediche complesse o malattie croniche che richiedono interventi nutrizionali specializzati.

Ambito: Possono diagnosticare e trattare una vasta gamma di problemi nutrizionali, tra cui obesità, diabete, disturbi alimentari e malnutrizione. Spesso lavorano in ospedali, cliniche o studi privati.

Biologo Nutrizionista

Qualifiche: Un biologo nutrizionista ha una laurea in biologia o in un campo correlato con una specializzazione o una formazione aggiuntiva in nutrizione. Possono avere una laurea triennale, magistrale o un dottorato in biologia o in una disciplina correlata.

Ruolo: I biologi nutrizionisti studiano gli aspetti biologici della nutrizione, concentrandosi su come i nutrienti influenzano il corpo a livello cellulare e molecolare. Conducono ricerche, analizzano modelli nutrizionali e contribuiscono alla comprensione scientifica della nutrizione.

Ambito: Lavorano principalmente in istituti di ricerca, università o fanno parte di team di ricerca. Il loro ruolo è essenziale per far progredire la conoscenza scientifica sulla nutrizione e il suo impatto sulla salute umana.

Dietista

Qualifiche: Un dietista, anche noto come dietista nutrizionista registrato (DNR) in alcuni Paesi, ha una laurea in dietistica o in un campo correlato. Hanno completato uno stage supervisionato e superato un esame nazionale per diventare dietisti registrati. Alcuni dietisti conseguono lauree avanzate (magistrale o dottorato) per pratiche o ricerche specializzate.

Ruolo: I dietisti sono esperti di cibo e nutrizione. Valutano e forniscono consigli dietetici e consulenze a individui e comunità. Traducono informazioni scientifiche sulla nutrizione in consigli pratici sulla dieta. I dietisti lavorano spesso in ambienti sanitari, nella sanità pubblica, nella gestione dei servizi alimentari, nella ricerca e nell'istruzione.

Ambito: Lavorano con una vasta gamma di clienti, compresi quelli con condizioni mediche (come diabete, malattie cardiovascolari e disturbi gastrointestinali), atleti, bambini e individui che cercano una guida nutrizionale generale.

In breve, i medici nutrizionisti sono medici specializzati in nutrizione, i biologi nutrizionisti si concentrano sugli aspetti biologici della nutrizione attraverso la ricerca e i dietisti sono esperti nel tradurre la scienza nutrizionale in consigli pratici per individui e comunità. Ognuno di loro ha un ruolo distinto nel campo della nutrizione e può lavorare in ambienti diversi in base alle proprie competenze.

Esistono diverse altre figure professionali nel campo della nutrizione e della salute, ognuna con ruoli specializzati. Ecco alcune di esse:

Scienziato Nutrizionista: Gli scienziati nutrizionisti conducono ricerche per comprendere i processi biologici e chimici legati alla nutrizione. Lavorano spesso in istituti di ricerca, università e organizzazioni private, contribuendo all'avanzamento della scienza nutrizionale.

Educatore Nutrizionale: Gli educatori nutrizionali progettano e implementano programmi educativi per insegnare a individui e comunità abitudini alimentari salutari. Lavorano in scuole, centri comunitari e organizzazioni sanitarie, promuovendo la consapevolezza nutrizionale e incoraggiando stili di vita sani.

Consulente Nutrizionale: I consulenti nutrizionali forniscono consigli dietetici personalizzati a individui o gruppi. Lavorano spesso in modo indipendente, consigliando clienti sulla gestione del peso, la nutrizione sportiva o condizioni di salute specifiche. Alcuni consulenti si specializzano in aree come la nutrizione pediatrica o quella geriatrica.

Nutrizionista Sportivo: I nutrizionisti sportivi si concentrano sull'ottimizzazione delle diete degli atleti per migliorare la loro performance e il recupero. Lavorano a stretto contatto con gli atleti per sviluppare piani alimentari adatti alle loro routine di allenamento e ai loro sport specifici. Possono lavorare in squadre sportive, centri fitness o come consulenti indipendenti.

Nutrizionista Clinico: I nutrizionisti clinici lavorano in ospedali e strutture sanitarie, fornendo terapia nutrizionale medica a pazienti con diverse condizioni di salute. Valutano i bisogni nutrizionali dei pazienti, sviluppano piani dietetici e monitorano i loro progressi come parte del processo di trattamento generale.

Nutrizionista di Sanità Pubblica: I nutrizionisti di sanità pubblica si concentrano sul migliorare la salute nutrizionale delle comunità e delle popolazioni. Progettano e implementano programmi, politiche e interventi di sanità pubblica per affrontare problemi legati alla nutrizione come l'insicurezza alimentare, la malnutrizione e l'obesità. Lavorano spesso per agenzie governative, organizzazioni non profit e organizzazioni internazionali di sanità.

Consulente del Benessere: I consulenti del benessere aiutano le persone a fare cambiamenti positivi e sostenibili nello stile di vita, compresi cambiamenti alimentari. Pur non essendo specificamente esperti di nutrizione, forniscono orientamento e supporto ai clienti che cercano stili di vita più sani, comprese migliori abitudini alimentari.

Gastroenterologo: I gastroenterologi sono medici specializzati nel sistema digestivo, comprese le condizioni legate al tratto gastrointestinale. Diagnosticano e trattano disturbi come la celiachia, la sindrome dell'intestino irritabile (IBS) e la malattia di Crohn, la malattia da reflusso gastroesofageo, che possono avere un impatto significativo sulla nutrizione.

Questi professionisti, insieme a medici, biologi nutrizionisti e dietisti, contribuiscono in modo collettivo a promuovere una migliore nutrizione e salute in vari contesti e popolazioni.

DIETA MEDITERRANEA

La dieta mediterranea, acclamata come uno dei modelli alimentari più sani a livello globale, è più di una semplice regola; è uno stile di vita profondamente radicato nelle culture che si affacciano sul Mar Mediterraneo. Adottata da paesi come Italia, Grecia, Spagna e sud della Francia, questa dieta ha attirato l'attenzione per i suoi numerosi benefici per la salute e il suo potenziale per favorire la longevità.

Al suo cuore, la dieta mediterranea mette in evidenza alimenti "integri" e minimamente processati, concentrando l'attenzione sulle fonti naturali di nutrizione. Alla base di questa dieta è l'abbondanza di frutta e verdura, che forniscono vitamine, minerali e antiossidanti essenziali. Questi alimenti di origine vegetale sono accompagnati da cereali integrali, come riso integrale, quinoa e grano integrale, che offrono energia sostenuta e fibre alimentari fondamentali per la salute digestiva.

L'olio d'oliva si erge come principale fonte di grassi sani, sostituendo i grassi saturi comunemente presenti nel burro e in altri oli. Ricco di grassi monoinsaturi e antiossidanti, l'olio d'oliva sostiene la salute del cuore e conferisce un sapore distintivo a vari piatti. Noci, semi e legumi sono anche componenti fondamentali, fornendo proteine, fibre e acidi grassi essenziali.

Per quanto riguarda le proteine, la dieta mediterranea sottolinea un consumo moderato di pesce e pollame, riservando le carni rosse per occasioni speciali. Il pesce, in particolare le varietà grasse come salmone e sardine, fornisce acidi grassi omega-3, che sostengono la salute cerebrale e riducono l'infiammazione. Inoltre, i prodotti caseari come formaggio e yogurt, preferibilmente a basso contenuto di grassi o fermentati, vengono incorporati per il calcio e i probiotici, contribuendo alla salute delle ossa e a un microbiota intestinale equilibrato.

Un tratto distintivo della dieta mediterranea è anche psicologico, del poter godere del piacere di consumare i pasti in modo piacevole, favorendo le connessioni sociali e riducendo lo stress, altrettanto importante per il benessere generale. Il consumo, morigerato, di vino rosso, soprattutto durante i pasti, è una caratteristica distintiva, fornendo antiossidanti come il resveratrolo, associato alla salute del cuore.

Gli studi scientifici hanno costantemente collegato la dieta mediterranea a un ridotto rischio di malattie croniche come malattie cardiache, diabete e alcuni tipi di cancro. Le sue proprietà antinfiammatorie, unite all'attenzione per gli alimenti al naturale, supportano un sistema immunitario robusto. Inoltre, l'attenzione della dieta per grassi sani e alimenti densi di nutrienti contribuisce al controllo del peso e alla vitalità complessiva.

In sostanza, la dieta mediterranea incarna una relazione armoniosa con il cibo, apprezzando i sapori, i colori e i benefici nutrizionali degli ingredienti naturali. Il suo approccio olistico non solo favorisce la salute fisica, ma anche coltiva un profondo legame con i piaceri del mangiare sano, rendendola un modello alimentare senza tempo e universalmente celebrato.

Ecco un esempio di piano alimentare per un giorno seguendo la dieta mediterranea, diviso per pasti:

Colazione:

Yogurt Greco con Frutti Rossi e Miele: Una ciotola di cremoso yogurt greco con una miscela di fragole fresche, mirtilli e lamponi. Spruzzare con miele per dare dolcezza e sapore.

Pane Integrale Tostato: Una fetta di pane integrale leggermente tostato, servita con uno strato di avocado. Cospargere con un pizzico di sale marino e pepe nero per dare gusto.

Tè alle Erbe: Godetevi una tazza di tè alle erbe, come camomilla o menta, senza zucchero.

Spuntino a Metà Mattina:

Manciata di Frutta Secca Mista: Una piccola manciata di mandorle, noci e pistacchi per uno spuntino nutriente e soddisfacente.

Arancia Fresca: Un'arancia succosa, sbucciata e divisa per un'esplosione di vitamina C.

Pranzo:

Insalata Mediterranea alla Griglia: Fette di petto di pollo alla griglia servite su un letto di insalata mista, pomodorini, cetriolo, cipolla rossa e olive Kalamata. Condire l'insalata con olio d'oliva, succo di limone e una spolverata di origano.

Pita Integrale: Un piccolo pane pita integrale, perfetto per intingere nell'hummus o per raccogliere l'insalata.

Crema di Ceci (Hummus): Un cremoso hummus fatto con ceci, tahini, aglio e succo di limone, servito accanto al pane pita.

Acqua Frizzante con Limone: Mantenetevi idratati con un bicchiere rinfrescante di acqua frizzante con una fetta di limone.

Spuntino del Pomeriggio:

Piatto di Frutta Fresca: Una selezione di frutta di stagione come uva, fette di mela e cubetti di melone. Godetevi la dolcezza naturale e la varietà di consistenze.

Tè Verde: Preparate una tazza di tè verde, ricco di antiossidanti e con una leggera spinta di caffeina.

Cena:

Salmone al Forno: Filetto di salmone al forno condito con succo di limone, aglio e una spolverata di erbe come aneto o prezzemolo. Il salmone fornisce acidi grassi omega-3 salutari.

Purea di Cavolfiore: Cavolfiore schiacciato mescolato con panna e aglio, creando un'alternativa a basso contenuto di carboidrati alla purea di patate.

Spuntini:

Formaggio e Salame: Fette di formaggio abbinate a salame per uno spuntino soddisfacente e ricco di grassi.

Nota Importante:

Prima di intraprendere una dieta mediterranea, consultare un professionista della salute o un nutrizionista è essenziale. Possono aiutare a personalizzare la dieta per le esigenze individuali, monitorare le possibili carenze di nutrienti e affrontare eventuali preoccupazioni sulla salute, garantendo un approccio dietetico più sicuro ed efficace.

DIETA CHETOGENICA: SCOPRIRE I RISCHI

La dieta chetogenica, acclamata per i suoi rapidi risultati nella perdita di peso, si basa su un principio ad alto contenuto di grassi e basso contenuto di carboidrati. Riducendo drasticamente i carboidrati e sostituendoli con grassi, il corpo entra in uno stato di chetosi, dove brucia grassi per il combustibile invece dei carboidrati. Sebbene questa dieta abbia dimostrato di essere efficace nella perdita di peso e nel controllo di alcune condizioni di salute, non è priva di rischi.

Una preoccupazione significativa riguarda il potenziale rischio dovuto a carenze nutrizionali. Limitando varie tipologie di frutta, verdure e cereali, le persone potrebbero perdere vitamine essenziali, minerali e fibre fondamentali per la salute generale. Inoltre, il consumo di alimenti ad alto contenuto di grassi, compresi i grassi saturi, può portare a livelli elevati di colesterolo, aumentando il rischio di malattie cardiache e altre patologie cardiovascolari. Inoltre, l'assenza di fibre può causare problemi intestinali, inclusa la stitichezza.

Un altro rischio risiede nella fase iniziale della dieta. La transizione verso la chetosi spesso induce sintomi noti come "influenza chetogenica", tra cui mal di testa, affaticamento, vertigini, irritabilità e nausea. Questi sintomi possono scoraggiare le persone dal continuare la dieta, rendendo difficile mantenerla nel lungo periodo.

Inoltre, la dieta chetogenica può stressare i reni. I reni filtrano i prodotti di scarto dal sangue e durante la chetosi, vengono prodotti livelli più alti di scarti, potenzialmente sovraccaricando questi organi vitali. Per le persone con problemi ai reni, questa pressione può peggiorare la loro condizione.

Esempio di Piano Dietetico Chetogenico:

Colazione:

Uova Strapazzate Chetogeniche: Uova strapazzate cucinate nel burro, mescolate con spinaci, formaggio e avocado a dadini.

Caffè Bulletproof: Caffè miscelato con olio di cocco e burro non salato, fornendo un'esplosione di energia ricca di grassi.

Pranzo:

Insalata di Pollo alla Griglia: Petto di pollo alla griglia servito su un letto di insalata mista, pomodorini, dadini di pancetta e condimento ranch.

Spuntino all'Avocado: Mezzo avocado spolverato di sale e pepe.

Cena:

Filetto di Salmone: Filetto di salmone al forno condito con erbe, accompagnato da asparagi burroso.

Purè di Cavolfiore: Cavolfiore schiacciato mescolato con panna e aglio, creando un'alternativa a basso contenuto di carboidrati al purè di patate.

Spuntini:

Formaggio e Salame: Fette di formaggio abbinate a salame per uno spuntino soddisfacente e ricco di grassi.

Frullato Chetogenico: Frullare latte di mandorla non zuccherato, frutti di bosco congelati, spinaci e una porzione di proteine in polvere.

Nota Importante:

Prima di intraprendere una dieta chetogenica, consultare un professionista della salute o un nutrizionista è essenziale. Possono aiutare a personalizzare la dieta per le esigenze individuali, monitorare le possibili carenze di nutrienti e affrontare eventuali preoccupazioni sulla salute, garantendo un approccio dietetico più sicuro ed efficace.

DIETA PALEO: ABBRACCIARE LA NUTRIZIONE ANCESTRALE

Nella ricerca di stili di vita più sani, molti si rivolgono alla dieta paleo, un approccio dietetico che si rifà al modo di mangiare dei nostri antenati. La dieta paleo, abbreviazione di dieta paleolitica, imita i modelli alimentari dei nostri progenitori cacciatori-raccoglitori che hanno vissuto durante l'era paleolitica, approssimativamente da 2,5 milioni a 10.000 anni fa. La premessa fondamentale di questa dieta è consumare alimenti ai quali il nostro corpo è geneticamente adattato, basandosi sugli alimenti disponibili prima dell'avvento dell'agricoltura.

Radici Storiche

La dieta paleo ha guadagnato popolarità nel XXI secolo, traendo ispirazione dalle abitudini alimentari dei nostri antenati. I suoi sostenitori si basano sul principio che i nostri corpi non si sono evoluti per far fronte agli alimenti moderni processati, ai cereali e ai prodotti lattiero-caseari introdotti dopo la rivoluzione agricola. Aderendo a una dieta più in sintonia con la nostra eredità evolutiva, e credono inoltre sia possibile prevenire o alleviare diverse problematiche di salute.

Dal punto di vista scientifico la dieta paleo, mette in evidenza alimenti al naturale, come carni magre, pesce, frutta, verdura, noci e semi, escludendo cereali, latticini, legumi, zuccheri processati e oli raffinati. I sostenitori affermano che questo approccio può portare alla perdita di peso, a un miglioramento della salute metabolica e a una riduzione del rischio di malattie croniche. Alcuni studi suggeriscono che la dieta paleo possa aiutare nella perdita di peso grazie all'alto contenuto proteico, che favorisce il senso di sazietà e aumenta il metabolismo.

Inoltre, la dieta paleo spesso comporta un maggiore apporto di nutrienti essenziali, specialmente vitamine, minerali e antiossidanti, derivati da una varietà di frutta e verdura. Tuttavia, i critici sostengono che la dieta possa essere povera di calcio e vitamina D a causa dell'assenza di latticini, il che potrebbe rappresentare un rischio per la salute delle ossa se non gestito attentamente.

Piano Dietetico Giornaliero:

Colazione:
Uova Strapazzate con Spinaci e Funghi Cotti in Olio d'Oliva
Frutti di Bosco Misti (Fragole, Mirtilli e Lamponi)

Pranzo:
Petto di Pollo alla Griglia con Contorno di Patate Dolci Arrostite e Broccoli al Vapore
Insalata di Avocado e Verdure Miste con Vinaigrette al Limone

Spuntino:
Bastoncini di Carote e Cetriolo con Guacamole
Manciata di Mandorle o Noci

Cena:
Salmone al Forno Condito con Erbe, Accompagnato da Cavoletti di Bruxelles Arrostiti e Zucca Butternut
Insalata di Verdure Miste con Pomodori, Olive e Condimento all'Olio d'Oliva

Spuntino Serale (se desiderato):
Mela a Fette con Burro di Mandorle

Questo esempio offre uno sguardo a un tipico giorno con la dieta paleo. Evidenzia l'attenzione per gli alimenti naturali, le proteine magre e le abbondanti verdure. È essenziale per le persone che seguono la dieta paleo personalizzare i loro pasti per includere una varietà di nutrienti e consultare un nutrizionista per garantire una nutrizione equilibrata, specialmente in assenza di determinati gruppi alimentari. Come con qualsiasi dieta, le esigenze individuali, le preferenze e le condizioni di salute dovrebbero guidare le scelte alimentari.

LA DIETA VEGANA: NUTRIRE COMPASSIONE E BENESSERE

Nell'intricato mosaico delle scelte alimentari, la dieta vegana si erge come una vibrante testimonianza di compassione, consapevolezza etica e salute olistica. Abbracciare uno stile di vita vegano significa astenersi da tutti i prodotti derivati dagli animali, compresi carne, latticini, uova e persino miele. Radicato in considerazioni etiche, potenziali effetti benefici per la salute e preoccupazioni ambientali, il veganismo si è trasformato da una semplice dieta in un profondo movimento sociale e culturale.

Radici Storiche
Sebbene l'essenza del veganismo, uno stile di vita che evita di nuocere agli animali, risalga in varie culture a secoli fa, il termine "vegano" e il moderno movimento del veganismo per come lo conosciamo oggi sono emersi solo a metà del XX secolo. Nel 1944, Donald Watson e i suoi associati fondarono The Vegan Society nel Regno Unito, coniando il termine "vegano" per rappresentare una dieta e uno stile di vita che esclude lo sfruttamento degli animali. Da allora, il veganismo è cresciuto fino a diventare un movimento globale che promuove il trattamento etico degli animali e la sostenibilità ambientale.

Aspetti Sociali
Il veganismo, oltre a essere una scelta dietetica, incarna una filosofia che rispetta tutti gli esseri appartenenti al regno animale (in particolar modo) e vegetale. I vegani spesso si dedicano all'attivismo, sostenendo i diritti degli animali, la conservazione dell'ambiente e il consumismo etico. L'aspetto comunitario del veganismo favorisce reti di supporto, iniziative educative e raduni

comunitari, creando un senso di cameratismo tra individui con ideali simili. Il veganismo ha anche influenzato vari aspetti della cultura, portando alla crescita della moda vegana, dei prodotti di bellezza cruelty-free e alle alternative a base vegetale nell'industria alimentare.

Una dieta vegana ben pianificata offre una serie di benefici per la salute. Studi hanno dimostrato che i vegani hanno generalmente livelli di colesterolo più bassi, ridotti rischi di malattie cardiache, ipertensione e ridotta esposizione ad alcuni tipi di cancro. Le diete a base vegetale, quando bilanciate, sono naturalmente ricche di fibre, antiossidanti, vitamine e minerali, contribuendo al benessere generale. Le diete vegane sono anche associate a un peso corporeo nella norma e a una gestione migliore di condizioni croniche come il diabete di tipo 2.

Tuttavia, come qualsiasi dieta, il veganismo richiede una pianificazione attenta. I vegani devono assicurarsi di apportare un'assunzione adeguata di nutrienti come la vitamina B12, il ferro, il calcio, gli acidi grassi omega-3 e le proteine, che si trovano comunemente nei prodotti animali. Alimenti "fortificati", come degli integratori e una varietà di fonti a base vegetale possono soddisfare queste necessità nutrizionali. Inoltre, una dieta diversificata garantisce l'assunzione di tutti i nutrienti essenziali, promuovendo la salute ottimale.

Piano Dietetico Giornaliero

Colazione:
Frullato vegano con spinaci, banana, latte di mandorla, semi di chia e una dose di proteine vegetali in polvere
Pane integrale con avocado e pomodorini ciliegia

Pranzo:
Insalata di ceci con verdure miste, cetrioli, pomodori, olive e condimento al limone e tahini
Quinoa e bowl di verdure arrostite

Spuntino:

Insalata di frutta fresca con una spolverata di noci e semi
Barretta energetica vegana

Cena:
Wok vegano con tofu, broccoli, peperoni, carote e piselli, servito su riso integrale
Fagioli edamame al vapore
Spuntino Serale:
Yogurt senza lattosio con granola e fragole a fette

Questo piano dietetico giornaliero esemplifica la ricchezza e la varietà di una dieta vegana equilibrata. Incorporando proteine a base vegetale, cereali integrali, legumi e una varietà di frutta e verdura, fornisce nutrienti essenziali senza causare sofferenza agli animali. Consultare un dietologo registrato può offrire orientamenti personalizzati, garantendo un piano vegano bilanciato ed integrato, seguendo un ideale dietetico che possa contribuire positivamente alla causa degli animali e dell'ambiente.

VEGANISMO VS VEGETARIANISMO: SVELANDO LE DISTINZIONI ALIMENTARI

Il veganismo e il vegetarianismo, pur condividendo il comune denominatore di astenersi dalla carne, si differenziano significativamente nelle loro restrizioni dietetiche. I vegetariani escludono la carne dalla loro dieta ma possono comunque consumare derivati animali come latticini, uova e miele. Questa scelta è spesso motivata da preoccupazioni per la salute, credenze etiche o considerazioni ambientali.

Al contrario, i vegani adottano una dieta più rigorosa, escludendo ogni forma di sfruttamento animale. Si astengono non solo dalla carne ma anche da tutti i prodotti derivati dagli animali, inclusi latticini, uova, gelatina e additivi come carminio e caglio. Il veganismo va oltre la dieta, permeando vari aspetti della vita per evitare di sostenere industrie che sfruttano gli animali, come abbigliamento e cosmetici fatti con prodotti animali o testati sugli animali.

Mentre entrambe le diete sono radicate nella coscienza etica, il veganismo adotta un approccio più completo, mirando ad eliminare ogni forma di sofferenza animale e impatto ambientale. Il vegetarianismo, sebbene rappresenti un passo significativo verso un'alimentazione etica, consente un certo grado di consumo di prodotti animali. La scelta tra queste diete riflette, alla fine, i valori individuali, la posizione etica e l'impegno nel ridurre al minimo l'impatto sugli animali e sul pianeta.

ESPLORANDO LO STILE
DI VITA PESCETARIANO:
UN'IMMERSIONE NELLA SALUTE
E NELLA SOSTENIBILITÀ

La dieta pescetariana, un termine derivato dalla combinazione di "pesce" e "vegetariano", è una scelta alimentare che integra cibi a base vegetale con frutti di mare. Radicata in antiche tradizioni e guidata dalla ricerca di una buona salute e di una sostenibilità ambientale, la dieta pescetariana ha guadagnato popolarità negli ultimi anni come compromesso tra i benefici per la salute di un'alimentazione a base vegetale e i vantaggi nutrizionali del consumo di pesce.

Radici Storiche e Adozione Moderna
Il concetto di dieta pescetariana può essere rintracciato in varie culture in tutto il mondo, dove le comunità che vivono vicino a corsi d'acqua dipendevano principalmente da pesce e cibi a base vegetale per sostentamento. Ai tempi moderni, la dieta pescetariana ha acquisito riconoscimento come modo per godere dei benefici per la salute associati al consumo di pesce, compresi acidi grassi omega-3 e proteine di alta qualità, mantenendo nel contempo uno stile di vita principalmente a base vegetale.

Approfondimenti Scientifici e Benefici per la Salute
Studi scientifici hanno sottolineato i benefici per la salute di una dieta pescetariana. L'inclusione di pesci grassi come salmone, sgombro e sardine fornisce acidi grassi omega-3 essenziali, promuovendo la salute del cuore, riducendo l'infiammazione e

supportando la funzione cerebrale. Inoltre, il pesce è una ricca fonte di proteine di alta qualità, vitamine e minerali, rendendolo un prezioso contributo a una dieta equilibrata. L'enfasi della dieta pescetariana sui cibi vegetali assicura una varietà di nutrienti, antiossidanti e fibre, contribuendo al benessere generale.

Un Giorno nella Vita di un Pescetariano

Colazione:

Tofu strapazzato con spinaci e pomodori, servito con pane integrale. Un'insalata di frutti di bosco misti e un bicchiere di latte vegetale fortificato.

Pranzo:

Insalata di quinoa e verdure al forno con varietà di verdure, condita con gamberetti o pesce alla griglia. Un condimento alla vinaigrette al limone aggiunge un tocco pepato. Una ciotola di frutta o yogurt come dessert.

Cena:

Salmone al forno o un altro pesce preferito, condito con erbe e servito con verdure al vapore e riso integrale. Un'insalata verde con avocado e noci fornisce nutrienti aggiuntivi.

Spuntini:

Una manciata di frutta secca mista, yogurt greco con miele o bastoncini di carote con hummus.

Sostenibilità e Considerazioni Etiche

Oltre alla salute, la dieta pescetariana viene spesso scelta per la sua sostenibilità ambientale. Il pesce, quando pescato responsabilmente, può essere un'opzione proteica più ecologica rispetto all'allevamento di bestiame. I pescetariani, come vegetariani e vegani, spesso fanno scelte etiche optando per frutti di mare pescati in modo sostenibile, sostenendo così la salute degli ecosistemi marini e della vita acquatica.

Abbracciare uno stile di vita pescetariano offre un equilibrio armonioso tra i benefici nutrizionali del pesce e la ricchezza a base vegetale di verdure, cereali e frutta, rendendolo una scelta dietetica equilibrata e sostenibile.

ABBRACCIARE IL FLEXITARIANISMO: UN PERCORSO FLESSIBILE VERSO UN'ALIMENTAZIONE EQUILIBRATA

In un mondo in cui le scelte dietetiche abbondano, la dieta flexitariana si distingue come un approccio flessibile e inclusivo all'alimentazione. Coniato dalle parole "flessibile" e "vegetariano", questo stile dietetico combina i benefici per la salute di una dieta focalizzata sulle piante con l'inclusione occasionale di carne o pesce. Abbracciare uno stile di vita flexitariano significa consumare principalmente cibi a base vegetale, consentendo un apporto occasionale di proteine di origine animale. Questo approccio equilibrato e pragmatico all'alimentazione ha guadagnato popolarità come compromesso tra il desiderio di vegetarianismo orientato alla salute e l'occasionale voglia di carne.

Radici Storiche e Adozione Moderna
Sebbene il termine "flexitariano" sia diventato prominente negli ultimi anni, il concetto di dieta semi-vegetariana è stato praticato in varie culture nel corso della storia. Tuttavia, la formalizzazione della dieta flexitariana in un modello dietetico riconosciuto è relativamente recente, emergendo come risposta all'interesse crescente per l'alimentazione a base vegetale e la consapevolezza dei suoi benefici per la salute. Nei primi anni 2000, dietologi ed esperti di salute hanno iniziato a promuovere l'idea di ridurre il consumo di carne aumentando l'assunzione di cibi a base vegetale, dando così vita all'approccio strutturato flexitariano.

Numerosi studi supportano i vantaggi per la salute di una dieta flexitariana. Concentrandosi su cibi derivati dalle piante come frutta, verdura, cereali integrali, legumi e noci, le persone possono godere di una dieta ricca di fibre, vitamine e antiossidanti. Le diete a base vegetale sono associate a un ridotto rischio di malattie croniche come malattie cardiache, diabete e alcune forme di cancro. Inoltre, l'approccio flexitariano consente l'assunzione occasionale di carni magre o pesce, fornendo proteine essenziali, vitamina B12 e ferro, fondamentali per la salute generale.

Un Giorno nella Vita di un Flexitariano
Colazione:
Bowl di smoothie con banane frullate, spinaci e frutti di bosco, servito con granola, semi di chia e mandorle a fette. Una tazza di tè verde o latte vegetale completa il pasto.
Pranzo:
Insalata di quinoa con verdure miste (peperoni, cetrioli, pomodorini) e ceci al forno. Condita con salsa tahini. Un pezzo di pane integrale o una piccola porzione di formaggio come contorno.
Cena:
Tofu o tempeh saltati in padella con broccoli, carote e piselli, serviti su riso integrale. Un'insalata mista con avocado e condimento leggero a base di vinaigrette. Frutta fresca o una piccola porzione di yogurt come dessert.
Spuntini:
Una manciata di frutta secca mista, bastoncini di verdura con hummus o uno smoothie di frutta con spinaci e acqua di cocco.

Flessibilità e Sostenibilità
Il flexitarianismo non offre solo benefici per la salute, ma promuove anche la sostenibilità. Riducendo il consumo di carne, le persone contribuiscono alla conservazione delle risorse naturali, alla riduzione delle emissioni di gas serra e all'attenuazione dell'impatto ambientale associato all'allevamento intensivo di animali. I flexitariani sono spesso consumatori consapevoli, facendo scelte informate sulle fonti dei loro prodotti di origine animale, sostenendo pratiche agricole etiche e il benessere degli animali.

Abbracciare lo stile di vita flexitariano offre la libertà di godere di una dieta diversificata ed equilibrata, facendo scelte positive per la salute personale e il benessere del pianeta. Con la sua flessibilità e l'approccio consapevole, la dieta flexitariana offre un modo realistico e sostenibile per raggiungere un equilibrio armonioso tra salute, gusto e considerazioni etiche.

RIVELARE LA DIETA WHOLE30: UN VIAGGIO VERSO IL BENESSERE

Nel mutevole panorama delle tendenze alimentari, la dieta Whole30 si presenta come un approccio unico e trasformativo, promettendo un reset sia per il corpo che per la mente. Nata dalla volontà di affrontare le complessità della nutrizione moderna e il suo impatto sul benessere generale, la dieta Whole30 è emersa nel 2009, ideata da Melissa Hartwig Urban e Dallas Hartwig. Questo programma alimentare di 30 giorni è stato progettato non solo come una strategia per la perdita di peso, ma come un reset olistico, incentrato sul miglioramento della salute, delle abitudini e del rapporto con il cibo.

Origini e Fondamenta Filosofiche
La dieta Whole30 è stata concepita come un reset nutrizionale completo, mirato a eliminare potenzialmente cibi infiammatori dalla propria dieta per un mese intero. Gli ideatori, Melissa e Dallas, hanno sviluppato questo programma con un'attenzione particolare agli alimenti non processati, eliminando prodotti trasformati, zuccheri aggiunti, cereali, legumi e latticini. La filosofia di base è radicata nella convinzione che certi gruppi alimentari possano avere un impatto negativo sulla salute e sulla forma fisica senza che le persone se ne rendano conto. Il periodo di 30 giorni è stato scelto attentamente per consentire al corpo di disintossicarsi, guarire e ristabilire il suo rapporto con il cibo.

Approfondimenti Scientifici e Benefici per la Salute
Sebbene la dieta Whole30 non abbia studi scientifici estesi dedicati specificamente ad essa, i suoi principi sono in linea con

concetti consolidati nella nutrizione. Ad esempio, eliminare cibi processati e zuccheri aggiunti per ridurre il rischio di malattie croniche come il diabete e le patologie cardiache. L'enfasi sugli alimenti integri come verdure, frutta, proteine magre e grassi sani favorisce una migliore digestione, livelli di energia migliorati e maggiore chiarezza mentale. Inoltre, molti partecipanti segnalano una riduzione di stati infiammatori, miglioramenti delle condizioni della pelle e prestazioni sportive migliorate dopo aver completato il programma.

Un Giorno nella Vita Whole30

Colazione:

Uova strapazzate cucinate in olio di cocco, servite con fette di avocado e un contorno di frutti di bosco misti. Caffè nero o tè alle erbe senza dolcificanti aggiunti.

Pranzo:

Petto di pollo alla griglia condito con erbe, servito su un letto di verdure a foglia verde, pomodorini ciliegia e cetriolo. Condimento preparato con olio d'oliva, succo di limone ed erbe. Una manciata di mandorle o noci per un tocco croccante.

Cena:

Filetto di salmone al forno con una spruzzata di limone, accompagnato da patate dolci arrosto e broccoli al vapore. Insalata di frutta fresca come dessert, senza zuccheri aggiunti.

Spuntini:

Bastoncini di carote con guacamole fatto in casa, fette di mela con burro di mandorle o una piccola porzione di frutta secca compatibile (senza zuccheri aggiunti o conservanti).

Sfide e Ricompense

La dieta Whole30 non è priva di sfide. L'eliminazione di certi gruppi alimentari può essere difficile, soprattutto per alcuni ceti sociali o per via di abitudini quotidiane, laddove spesso le scelte alimentari sono dettate da convenienza e comodità (es. cibi processati già pronti). Tuttavia, molti partecipanti scoprono che la disciplina richiesta durante questi 30 giorni porta a una profonda trasformazione nel loro rapporto con il cibo. Alla fine del programma, le persone spesso segnalano un miglioramento del sonno, una migliore digestione, livelli di energia aumentati e una nuova consapevolezza su come il cibo influenzi il loro corpo e la loro mente.

Abbracciare la dieta Whole30 è più di un semplice reset nutrizionale; è un impegno per l'auto-scoperta e una via per comprendere il connubio intricato tra ciò che mangiamo e come ci sentiamo. Concentrandosi sugli alimenti integrali ed eliminando elementi potenzialmente dannosi, i partecipanti intraprendono un viaggio verso la salute ottimale, abbracciando il potere del mangiare pulito e della nutrizione consapevole.

INCONTRARE LO STILE DI VITA A BASSO CONTENUTO DI CARBOIDRATI: UN VIAGGIO VERSO SALUTE E VITALITÀ

Nel panorama degli approcci alimentari, la dieta a basso contenuto di carboidrati è emersa come un contendente prominente, promettendo consistenti benefici per la salute attraverso una riduzione dell'assunzione di carboidrati. Questa filosofia nutrizionale trova le sue radici nei primi dell'Ottocento, quando fu inizialmente riconosciuta come un potenziale trattamento per il diabete. Tuttavia, ha guadagnato notevole attenzione nel corso del Novecento, supportata da vari sostenitori come un mezzo per controllare il peso e migliorare la salute complessiva.

Origini e Fondamenta Filosofiche

Il concetto dietro una dieta a basso contenuto di carboidrati è relativamente semplice: limitare l'assunzione di carboidrati, compresi zuccheri e amidi, e sottolineare il consumo di proteine, grassi sani e verdure non amidacee. L'obiettivo principale è stabilizzare i livelli di zucchero nel sangue e favorire l'utilizzo dei grassi come fonte di energia, portando a perdita di peso e miglioramenti vari per la salute. Dall'origine l'approccio a basso contenuto di carboidrati si è evoluto in diverse forme, così come la Dieta Atkins, la dieta chetogenica e la dieta paleolitica, ognuna con le sue uniche restrizioni sui carboidrati e linee guida dietetiche.

Numerosi studi scientifici hanno esplorato gli effetti delle diete a basso contenuto di carboidrati sulla salute umana. Riducendo significativamente l'assunzione di carboidrati, il corpo entra in uno stato noto come chetosi, dove brucia grassi come fonte di energia anziché carboidrati. Questo processo può portare a una rapida perdita di peso, migliorare la sensibilità all'insulina ed un controllo più ottimale dei livelli di zucchero nel sangue, rendendo le diete a basso contenuto di carboidrati particolarmente vantaggiose per le persone con diabete o resistenza all'insulina. Inoltre, molti seguaci segnalano un aumento dei livelli di energia e maggiore chiarezza mentale.

Le ricerche suggeriscono anche che le diete a basso contenuto di carboidrati possono avere effetti positivi sulla salute del cuore migliorando i livelli di colesterolo "buono" HDL e abbassando i trigliceridi. Inoltre, la ridotta assunzione di zuccheri processati e carboidrati raffinati, spesso porta a una migliore salute dentale e a un ridotto rischio di sviluppa re carie e malattie gengivali.

Un Giorno nella Vita a Basso Contenuto di Carboidrati

Colazione:

Uova strapazzate cucinate in olio d'oliva con spinaci e formaggio feta. Un contorno di fette di avocado e salmone affumicato. Tè alle erbe o caffè nero senza zucchero.

Pranzo:

Petto di pollo alla griglia servito con un'insalata colorata di verdure miste, pomodorini ciliegia, cetriolo e olive. Condimento preparato con olio d'oliva e succo di limone. Una manciata di noci come spuntino.

Cena:

Filetto di salmone al forno con sopra una spruzzata di burro al limone, accompagnato da cavolini di Bruxelles e cavolfiore arrosto. Un'insalata con vinaigrette all'olio d'oliva. Una piccola porzione di bacche con panna montata come dessert.

Spuntini:

Bastoncini di sedano con formaggio spalmabile, jerky di manzo o una manciata di mandorle.

Sfide e Ricompense, ma anche Avvertenze

Sebbene lo stile di vita a basso contenuto di carboidrati offra numerosi benefici per la salute, richiede una pianificazione attenta per garantire una dieta equilibrata. La sfida risiede nella limitata scelta di cibi, specialmente in contesti sociali dove i carboidrati sono prevalenti. Tuttavia, molti sostenitori trovano che le ricompense, come la perdita di peso, l'aumento dei livelli di energia e un miglioramento del benessere complessivo, superino di gran lunga i sacrifici dovuti dall'astinenza dai carboidrati. Con un focus mirato su alimenti integrali non trasformati, e scelte consapevoli dei carboidrati ottenuti attraverso una produzione che contengano un range di valori entro certi limiti (zuccheri, grassi e additivi vari), la dieta a basso contenuto di carboidrati continua a ispirare individui nel loro percorso verso la salute e la vitalità, dimostrando il potere trasformativo delle scelte alimentari nel plasmare un futuro più sano. Sebbene sia efficace per la perdita di peso e la gestione del diabete, la dieta a basso contenuto di carboidrati può essere impegnativa. Limita certi gruppi alimentari, potendo causare, potenzialmente, carenze nutrizionali. Alcune persone infatti hanno accusato affaticamento, alitosi e stitichezza a causa della ridotta assunzione di fibre. Le situazioni sociali possono diventare imbarazzanti, e gli effetti collaterali iniziali, come mal di testa e irritabilità possono scoraggiare il mantenimento della continuità.

COMPRENDERE IL DIGIUNO INTERMITTENTE: UN'ESPLORAZIONE SCIENTIFICA

Il digiuno intermittente (DI) ha attirato notevole attenzione negli ultimi anni, non solo come una moda dietetica, ma come un modello alimentare radicato in principi scientifici. A differenza delle diete tradizionali che si concentrano su cosa mangiare, il DI riguarda quando mangiare, alternando tra periodi di alimentazione e digiuno.

Come Funziona il Digiuno Intermittente: La scienza dietro questo approccio

Dal punto di vista scientifico, quando digiuniamo, avvengono diversi cambiamenti ormonali nel nostro corpo. I livelli di insulina diminuiscono, incoraggiando il corpo a utilizzare i grassi immagazzinati come energia. I livelli di ormone della crescita umano (HGH) aumentano, aiutando nella conservazione muscolare e nella combustione dei grassi. Processi di riparazione cellulare, noti come autofagia, vengono attivati durante il digiuno, rimuovendo le cellule danneggiate e generandone di nuove.

Possibili Benefici e Pericoli: Bilanciare le Opzioni

Il digiuno intermittente offre una serie di potenziali benefici. Le ricerche suggeriscono che può aiutare nella perdita di peso limitando l'apporto calorico e migliorando la sensibilità insulinica. Sembra possa ridurre l'infiammazione, il rischio di malattie cardiache e persino di favorire la longevità. Alcuni studi indicano un miglioramento della salute del cervello, potenzialmente riducendo il rischio di malattie neurodegenerative.

Tuttavia, ci sono importanti rischi. Il DI potrebbe portare a carenze nutrizionali se non è ben bilanciato. Individui con un passato di disturbi alimentari o individui inclini a ossessionarsi per il cibo attuando questa dieta, se non strettamente monitorati da un professionista, potrebbero scatenare ricadute pericolose. Inoltre periodi di digiuno prolungati potrebbero causare mal di testa, irritabilità o bassi livelli di energia.

Un Approccio Equilibrato: Creare un Piano Quotidiano di Digiuno Intermittente

Creare un piano equilibrato di DI è cruciale. Ecco un esempio:

Metodo 16/8: Digiuna per 16 ore, mangia durante una finestra di 8 ore (ad esempio, dalle 12:00 alle 20:00).

12:00 (Pranzo): Pasto ricco di proteine con verdure e cereali integrali.

15:00 (Merenda): Noci o yogurt per un'energia sostenuta.

18:00 (Cena): Proteine magre, abbondanza di verdure e grassi sani.

20:00 (Ultima Merenda): Piccola porzione di proteine o un pezzo di frutta.

Durante i periodi di digiuno, è necessario mantenersi idratati con un apporto consistente di acqua, con aggiunta di tisane e/o caffè nero. E' necessario assicurarsi che i pasti siano ricchi di nutrienti per soddisfare efficacemente le esigenze del proprio corpo. È fondamentale consultare un professionista sanitario o un nutrizionista prima di iniziare un regime di digiuno intermittente, specialmente in presenza di condizioni di salute citate sopra al paragrafo dedicato ai possibili pericoli.

E' essenziale ricordare che il digiuno intermittente non è adatto a tutti. È essenziale ascoltare il proprio corpo, monitorare la propria salute e adattare il piano di conseguenza. Con l'approccio giusto, il digiuno intermittente può essere uno strumento potente per migliorare la salute complessiva e il benessere.

LA DIETA DASH: UNA VIA VERSO LA SALUTE DEL CUORE E IL CONTROLLO DELL'IPERTENSIONE

La Dieta DASH (Dietary Approaches to Stop Hypertension) si erge come un faro nel mondo delle strategie delle diete alimentari. Essa è stata specificamente progettata per combattere l'ipertensione. Le sue radici risalgono al desiderio di sviluppare un approccio alimentare che non solo favorisca la riduzione della pressione sanguigna, ma aiuti anche la salute del cuore nel complesso. Concepita dal National Heart, Lung, and Blood Institute (NHLBI), la DASH enfatizza il consumo di cibi nutrienti, allontanando le persone dai pericoli di un'elevata assunzione di sodio e promuovendo uno stile di vita bilanciato e amico del cuore.

Fondamenti Scientifici: DASH verso la Salute
Dal punto di vista scientifico, la Dieta DASH ha ottenuto un notevole plauso. Numerosi studi ne hanno dimostrato l'efficacia nel ridurre la pressione sanguigna e migliorare la salute cardiovascolare. Dando priorità al consumo di frutta, verdura, cereali integrali, proteine magre e latticini a basso contenuto di grassi, la DASH sostiene una dieta ricca di potassio, calcio, magnesio e fibre, elementi essenziali, noti per le loro proprietà regolatrici della pressione sanguigna. Attraverso intricate vie biochimiche, questi nutrienti migliorano la vasodilatazione, riducono la rigidità arteriosa e supportano il corretto funzionamento del cuore, mitigando così il rischio di complicanze legate all'ipertensione.

Validazione Medica: Prescrivere Salute tramite DASH

I professionisti medici di tutto il mondo approvano la Dieta DASH come fondamento della gestione dell'ipertensione. Il suo impatto si estende oltre la semplice riduzione della pressione sanguigna, influenzando positivamente i livelli di colesterolo, il controllo del peso e il benessere cardiovascolare complessivo. I medici raccomandano frequentemente la DASH non solo come soluzione a breve termine, ma come una scelta di stile di vita sostenibile, preannunciando benefici duraturi per la salute. La ricerca indica che aderire alla Dieta DASH può abbassare significativamente il rischio di malattie cardiache, ictus e altre affezioni cardiovascolari, rendendola un modello di elevato valore nella cardiologia preventiva.

Un Giorno con DASH: Nutrire il Cuore
Abbracciare lo stile di vita DASH si traduce in un giorno di cibi vivaci e salutari per il cuore. La colazione potrebbe includere un'insalata di frutta colorata accompagnata da pane integrale e un cucchiaio di yogurt a basso contenuto di grassi. Per il pranzo, un rinfrescante insalata di spinaci e quinoa, arricchita da una varietà di verdure e pollo alla griglia, offre un'opzione soddisfacente e nutriente. Il pasto serale potrebbe consistere in salmone al forno, verdure al vapore e riso integrale, creando una cena deliziosa e amorevole per il cuore. Gli spuntini durante il giorno potrebbero includere una manciata di noci, uno smoothie di yogurt o croccanti bastoncini di carote.

DASH verso un Futuro più Sano
La Dieta DASH, con le sue radici saldamente ancorate nella ricerca scientifica e nell'approvazione medica, offre più di una semplice pianificazione alimentare; incarna uno stile di vita dedicato alla salute cardiovascolare. Priorizzando cibi densi di nutrienti ed evitando le insidie di un'eccessiva assunzione di sodio, le persone possono intraprendere un viaggio trasformativo verso una migliore salute del cuore. Con la sua efficacia provata e una deliziosa varietà di pasti amici del cuore, la DASH si erge come

una scelta responsabilizzante, guidando le persone non solo nel controllo dell'ipertensione, ma nell'abbracciare una vita ricca di vitalità, energia e benessere duraturo. Abbraccia la DASH e lascia che ogni pasto sia un passo verso un futuro più sano.

Alcune Considerazioni e Potenziali Svantaggi da Tenere Presenti
Complessità e Pianificazione: Seguire efficacemente la Dieta DASH richiede pianificazione e dedizione. Implica la comprensione delle dimensioni delle porzioni, delle categorie alimentari e del contenuto di nutrienti. Per alcune persone, specialmente coloro con stili di vita frenetici, questo livello di attenzione ai dettagli potrebbe essere impegnativo.

Adattamento Iniziale: Passare da una dieta tipica a quella DASH potrebbe richiedere un po' di adattamento. Le persone abituate a diete ricche di cibi processati, zuccheri e sodio potrebbero trovare difficile il passaggio, specialmente nelle fasi iniziali.

Restrizione del Sodio: Anche se la Dieta DASH mira a ridurre l'assunzione di sodio, alcune persone potrebbero trovare difficile adattarsi al contenuto di sale inferiore, specialmente se sono abituate a cibi salati. Potrebbe influenzare il gusto dei pasti inizialmente.

Spesa: Una dieta ricca di frutta fresca, verdura, proteine magre e cereali integrali potrebbe essere potenzialmente più costosa rispetto a una dieta basata su cibi processati o poco salutari. Ciò potrebbe rappresentare una sfida finanziaria per alcune persone.

Situazioni Sociali: Mangiare fuori o partecipare a eventi sociali può essere complicato seguendo la Dieta DASH, specialmente se le opzioni del menu disponibili non sono in linea con i cibi raccomandati. Ciò potrebbe creare sfide sociali e richiedere determinazione nelle scelte alimentari.

Non una Soluzione Rapida: La DASH non è una soluzione rapida. Sebbene offra benefici per la salute a lungo termine, le persone che cercano una perdita di peso rapida o risultati immediati potrebbero sentirsi scoraggiate, specialmente se non vedono cambiamenti immediati.

Variazione Individuale: Il corpo di ogni persona risponde in modo diverso ai cambiamenti nella dieta. Sebbene la DASH abbia benefici dimostrati per molti, le risposte individuali possono variare e alcune persone potrebbero non sperimentare i miglioramenti attesi nella pressione sanguigna o nella salute del cuore, magari dovute alla causa che potrebbe dipendere da patologie ereditarie, croniche o già in fase avanzata.

È importante notare che queste possibili criticità sono comuni a molte diete bilanciate e orientate alla salute. Nonostante queste sfide, la Dieta DASH rimane uno degli approcci dietetici più studiati e rispettati per la salute cardiovascolare. Come sempre, è consigliabile consultare un professionista sanitario o un dietista registrato prima di apportare modifiche significative alla propria dieta, specialmente se ci sono condizioni di salute alterate sottostanti.

LA DIETA ATKINS: RIVOLUZIONARE LA PERDITA DI PESO E LA SALUTE

La Dieta Atkins, sviluppata dal Dr. Robert Atkins nei primi anni '70, ha sfidato le convinzioni tradizionali sulla nutrizione e sulla perdita di peso. Contrariamente alle credenze prevalenti, Atkins ha proposto che limitare i carboidrati, non i grassi, fosse la chiave per perdere peso e migliorare la salute generale. Il suo approccio innovativo mirava a trasformare il metabolismo del corpo, passando dalla combustione dei carboidrati per ottenere energia alla combustione del grasso immagazzinato, portando a una significativa perdita di peso.

Prospettiva Scientifico-Medica

Dal punto di vista scientifico, la Dieta Atkins si basa sul principio della chetosi, uno stato metabolico naturale in cui il corpo brucia grassi per produrre energia quando l'assunzione di carboidrati è bassa. Si crede che questo processo favorisca la perdita di peso utilizzando le riserve di grasso come energia. Numerosi studi hanno esplorato l'efficacia della dieta, indicando che diete a basso contenuto di carboidrati come quella di Atkins possono portare a una maggiore perdita di peso rispetto alle diete a basso contenuto di grassi, almeno nel breve termine.

La ricerca medica suggerisce anche che la Dieta Atkins possa avere effetti positivi su vari indicatori di salute. Alcuni studi hanno mostrato miglioramenti nei livelli di zucchero nel sangue, trigliceridi e colesterolo HDL, fattori cruciali per la salute del cuore. Inoltre, la dieta spesso porta a un ridotto appetito e a una diminuzione naturale dell'assunzione calorica, aiutando gli sforzi per la perdita di peso.

Esempio del Piano Alimentare Giornaliero
Colazione:
Uova strapazzate cucinate con burro, spinaci e formaggio
Fette di avocado
Tè alle erbe o caffè nero (non zuccherato)
Pranzo:
Petto di pollo alla griglia o tofu (per i vegetariani) servito con contorno di verdure arrostite (come broccoli e cavolfiori)
Insalata mista verde con condimento di olio d'oliva e aceto
Spuntino:
Una manciata di frutta secca mista (mandorle, noci e noci pecan)
Bastoncini di sedano con crema di formaggio
Cena:
Salmone al forno o funghi portobello alla griglia (per i vegetariani)
Asparagi e zucchine al vapore
Insalata mista con pomodori, cetrioli e feta, condita con olio d'oliva
Spuntino serale:
Yogurt greco senza zucchero con qualche bacca o una spruzzata di frutta secca

Nonostante la Dieta Atkins abbia dimostrato benefici inerenti la perdita di peso e alcuni miglioramenti su alcuni indicatori di salute, ci sono potenziali preoccupazioni. I critici sostengono che la dieta potrebbe portare a squilibri nutrizionali, concentrandosi troppo sulle proteine e sui grassi trascurando i nutrienti essenziali provenienti dai carboidrati come fibra, vitamine e minerali. La restrizione prolungata dei carboidrati potrebbe anche influire sui livelli di energia e portare a carenze nutritive.

Inoltre, le risposte individuali alla Dieta Atkins variano. Alcune persone prosperano con l'approccio a basso contenuto di carboidrati, sperimentando perdita di peso e miglioramento dell'energia, mentre altre potrebbero lottare con desiderio di alcuni cibi, bassi livelli di energia o altri effetti collaterali.

Come con ogni cambiamento dietetico significativo, è cruciale consultare un operatore sanitario o un dietista registrato prima di intraprendere la Dieta Atkins. Possono fornire indicazioni personalizzate e assicurarsi che la dieta scelta sia in linea con gli obiettivi e le esigenze di salute individuali.

LA DIETA A ZONA: TROVARE UN EQUILIBRIO PER UNA SALUTE OTTIMALE

La dieta a zona, introdotta dal Dr. Barry Sears a metà degli anni '90, si concentra su un bilanciamento specifico di macronutrienti per promuovere la perdita di peso e migliorare la salute generale. La premessa centrale di questa dieta è mantenere un equilibrio tra carboidrati, proteine e grassi in un rapporto del 40:30:30, con l'obiettivo di mantenere il corpo in uno stato di equilibrio ormonale chiamato "la zona". Questo equilibrio, secondo il Dr. Sears, aiuta a controllare l'infiammazione, regolare i livelli di insulina e favorire la perdita di peso.

Prospettiva Scientifica
Dal punto di vista scientifico, la Dieta a zona enfatizza l'importanza di bilanciare insulina e glucagone, due ormoni chiave che regolano i livelli di zucchero nel sangue e la conservazione del grasso. La dieta mira a mantenere questi ormoni in una zona in cui l'infiammazione è ridotta al minimo e il corpo brucia efficacemente il grasso immagazzinato per produrre energia. Concentrandosi su carboidrati a basso indice glicemico, proteine magre e grassi sani, la Dieta a zona teoricamente aiuta a mantenere stabili i livelli di zucchero nel sangue e a prevenire il sovraccarico alimentare.

Alcuni studi suggeriscono che l'approccio equilibrato della Dieta a zona possa avere benefici, tra cui perdita di peso, migliorata sensibilità all'insulina e riduzione dei fattori di rischio per le malattie croniche. Incentivando il consumo di cibi integrali e scoraggiando il consumo di cibi processati, la dieta è in linea con i principi associati a migliori risultati per la salute.

Critiche e Piano Alimentare Giornaliero
I critici della Dieta a zona sostengono che i suoi rigidi rapporti tra macronutrienti, potrebbero essere difficili da mantenere nel lungo termine. Calcolare e bilanciare ogni pasto per rispettare il rapporto 40:30:30 potrebbe essere complicato e richiedere molto tempo per alcune persone. Inoltre, il caposaldo della dieta basato sul controllo delle porzioni e sulle combinazioni alimentari specifiche potrebbe non adattarsi allo stile di vita o alle preferenze gustative di tutti.

Esempio del Piano Alimentare Giornaliero
Colazione:
Uova strapazzate con spinaci e pomodori cucinate in olio d'oliva
Pane integrale
Frutti di bosco freschi o una piccola mela
Pranzo:
Petto di pollo alla griglia o tofu (per i vegetariani) con quinoa e verdure al vapore (broccoli, carote e peperoni)
Insalata mista con cetrioli e condimento vinaigrette
Spuntino:
Yogurt greco con una manciata di mandorle e una spruzzata di miele

Cena:
Salmone al forno o tempeh alla griglia (per i vegetariani) con patate dolci arrosto e asparagi
Insalata mista con fette di avocado e condimento leggero all'olio d'oliva
Spuntino serale:
Cottage cheese con pezzi di ananas o una piccola manciata di noci

Il concetto della Dieta a zona basato sull'equilibrio nutrizionale ed il suo potenziale nel regolare gli ormoni e promuovere la perdita di peso, la rendono una scelta intrigante per molti. Tuttavia, è essenziale prendere in considerazione le preferenze personali, lo stile di vita e la praticità nel mantenere un equilibrio così preciso tra macronutrienti. Consultare un operatore sanitario o un dietista registrato è consigliabile prima di adottare la Dieta a zona, per assicurarsi che sia in linea con gli obiettivi di salute individuali e le esigenze dietetiche.

WEIGHT WATCHERS: UN VIAGGIO VERSO LA GESTIONE SOSTENIBILE DEL PESO

Weight Watchers ("controllando il peso"), fondato nei primi anni '60 da Jean Nidetch, ha introdotto il concetto di un sistema di supporto per la perdita di peso basato su gruppi. La sua creazione segnò un cambiamento di paradigma, concentrandosi non solo sulla perdita di peso a breve termine, ma anche sui cambiamenti di stile di vita a lungo termine, rendendolo uno dei programmi di perdita di peso più duraturi e popolari a livello globale.

Contesto Storico e Filosofia di Base
Weight Watchers è nato dalle difficoltà personali di Nidetch legate al peso. Il successo del programma risiede nel suo approccio olistico, enfatizzando l'importanza di una nutrizione equilibrata, dell'esercizio regolare e del benessere psicologico. A differenza di molte diete di moda, Weight Watchers non impone restrizioni alimentari rigorose. Piuttosto, assegna un valore numerico a ogni alimento, incoraggiando i membri a rimanere entro il loro limite giornaliero di punti. Questa flessibilità consente alle persone di gustare una varietà di cibi promuovendo nel contempo il controllo delle porzioni.

Dal punto di vista scientifico, il successo di Weight Watchers può essere attribuito alla creazione di un deficit calorico: la base di qualsiasi strategia efficace di perdita di peso. Assegnando punti agli alimenti in base al loro contenuto nutrizionale, il programma incoraggia in modo subdolo scelte alimentari più sane. Studi scientifici hanno dimostrato che i partecipanti spesso perdono significativamente peso seguendo le linee guida del programma.

Inoltre, l'aspetto del supporto di gruppo fornisce incoraggiamento emotivo e stimolazione, elementi vitali nella gestione a lungo termine del peso.

Studi Medici ed Approvazioni; Attenzione ai potenziali svantaggi Weight Watchers ha ottenuto il sostegno della comunità medica grazie al suo approccio basato su evidenze scientifiche. Studi di ricerca hanno indicato che il programma porta a una perdita di peso significativa e miglioramenti nei marker della salute metabolica. I professionisti medici spesso raccomandano Weight Watchers ai pazienti in cerca di perdita di peso sostenibile, specialmente per coloro con problemi di salute correlati all'obesità come il diabete e le malattie cardiovascolari.

Nonostante Weight Watchers offra numerosi vantaggi, è importante considerare alcuni potenziali svantaggi:

Costo: Weight Watchers richiede tipicamente una tassa di iscrizione, e alcune persone potrebbero trovarla proibitiva, specialmente se hanno un budget limitato.

Complessità del Sistema dei Punti: Pur offrendo flessibilità, potrebbe essere difficile per alcune persone tenere traccia dei punti per ogni pasto, portando a frustrazione o confusione.

Ricorso a Cibi Processati: Nonostante il programma incoraggi cibi integrali, alcuni partecipanti potrebbero finire per scegliere cibi processati che rientrano nei loro punti, compromettendo potenzialmente la nutrizione complessiva.

Enfasi sul Peso: La focalizzazione sul peso e sugli obiettivi numerici potrebbe non coincidere con l'idea di tutti riguardo a uno stile di vita sano, poiché la salute è multiforme e non può essere determinata unicamente dal numero sulla bilancia.

Pressione Sociale: Le riunioni di gruppo, sebbene di supporto per molti, possono essere intimidatorie o scomode per alcune persone, portando a pressioni sociali o sentimenti di imbarazzo.

Possibili Lacune Nutrizionali: Fare affidamento esclusivamente sui valori dei punti potrebbe portare a squilibri nell'assunzione di nutrienti, specialmente se le persone non prestano attenzione alla qualità nutrizionale degli alimenti che consumano.

Non Sostenibile per Alcuni: Mentre alcune persone ottengono successi a lungo termine con Weight Watchers, altri potrebbero avere difficoltà a mantenere la struttura del programma nel tempo, portando a una potenziale ripresa di peso dopo l'interruzione.

Variabilità Individuale: Come qualsiasi dieta, ciò che funziona per una persona potrebbe non funzionare per un'altra. Fattori come il metabolismo, lo stile di vita e le preferenze individuali possono influenzare notevolmente l'efficacia del programma Weight Watchers.

È essenziale che le persone considerino attentamente questi aspetti e, se possibile, consultino un professionista sanitario o un nutrizionista prima di impegnarsi in qualsiasi programma di perdita di peso, garantendo che sia in linea con le loro esigenze di salute, preferenze e obiettivi a lungo termine.

LA DIETA ALCALINA: SEPARARE LA REALTÀ DALLA FINZIONE

Negli ultimi anni, la dieta alcalina ha guadagnato popolarità, promettendo una miriade di benefici per la salute. La dieta si basa sull'idea che consumare cibi che promuovono l'alcalinità può ottimizzare i livelli di pH del corpo, prevenendo varie malattie e promuovendo il benessere generale.

Origini e Principi

Il concetto della dieta alcalina si basa sulla teoria che alcuni cibi, quando metabolizzati, lasciano nel corpo un residuo alcalino che può bilanciare l'ambiente acido ritenuto causa di malattie. Essa raccomanda un elevato consumo di frutta, verdura, noci, legumi e tuberi, scoraggiando nel contempo il consumo di cibi acidi come carne, latticini, cibi processati e caffeina.

Prospettiva Scientifica

Dal punto di vista scientifico, il corpo umano regola strettamente i suoi livelli di pH, mantenendo un ambiente leggermente alcalino nel sangue. Le affermazioni che una dieta alcalina possa influenzare significativamente il pH del sangue, prevenendo le malattie, sono spesso esagerate. Sebbene frutta e verdura offrano numerosi benefici per la salute, l'idea che possano alterare drasticamente il pH del corpo, portando alla prevenzione delle malattie, manca di prove scientifiche sostanziali.

Benefici Potenziali

L'enfasi sugli alimenti a base vegetale nella dieta alcalina promuove una dieta ricca di nutrienti, potenzialmente portando a un miglioramento generale della salute, a un aumento dei livelli di energia e alla perdita di peso. Inoltre, la riduzione del consumo di cibi processati e zuccheri, raccomandata nella dieta alcalina, può avere effetti positivi sulla salute.

Pericoli e Preoccupazioni

Una delle principali preoccupazioni della dieta alcalina è la sua capacità di limitare i nutrienti essenziali presenti nei prodotti animali, come la vitamina B12 e le proteine. In casi estremi, tali restrizioni possono portare a carenze nutrizionali. Inoltre, le linee guida rigorose della dieta possono essere difficili da mantenere, portando a possibili schemi alimentari disordinati.

Esempio di Piano Giornaliero

Colazione:

Frullato alcalino con cavolo riccio, spinaci, banana e mandorle.
Tè alle erbe (senza caffeina).

Pranzo:

Insalata di quinoa con verdure miste (broccoli, peperoni, cetrioli) condita con olio d'oliva e limone.
Frutta fresca (fragole, melone e agrumi).

Cena:

Salmone al forno (per coloro che non seguono rigorosamente una dieta vegetariana).
Asparagi al vapore e patate dolci al forno.
Insalata verde con avocado e una leggera vinaigrette.

Spuntini:

Mandorle o frutta mista (mele, arance o fragole).

Conclusioni

Sebbene la dieta alcalina promuova il consumo di cibi sani a base vegetale, la sua enfasi sull'alterazione dei livelli di pH manca di un solido supporto scientifico. Come qualsiasi dieta, equilibrio e moderazione sono fondamentali. Consultare un professionista sanitario o un nutrizionista può fornire consigli personalizzati, garantendo un piano alimentare che soddisfi le esigenze nutrizionali individuali promuovendo nel contempo la salute generale e il benessere.

LA DIETA CARNIVORA: UN APPROCCIO CONTROVERSO ALLA NUTRIZIONE

Negli ultimi anni, la dieta carnivora è emersa come un approccio radicale e controverso alla nutrizione. I sostenitori di questa dieta affermano che un'esclusiva attenzione agli alimenti di origine animale possa portare a un miglioramento della salute e del benessere. Tuttavia, la dieta ha suscitato un dibattito significativo all'interno delle comunità scientifica e medica a causa della sua natura estrema e dei potenziali rischi per la salute.

Origini e Principi

La dieta carnivora si basa sul consumo esclusivo di prodotti animali, principalmente carne, pesce e grassi di origine animale. I sostenitori argomentano che i nostri antenati si nutrivano principalmente con dieta a base animale prima dell'avvento dell'agricoltura, rendendola l'ideale per gli esseri umani.

Dal punto di vista scientifico, la dieta carnivora solleva preoccupazioni. Sebbene i prodotti animali forniscano nutrienti essenziali come proteine, vitamine e minerali, un'esclusiva dipendenza da questi cibi elimina la vasta gamma di nutrienti presenti negli alimenti di origine vegetale. Fibre, antiossidanti e fitonutrienti, cruciali per la salute intestinale e la prevenzione delle malattie, sono praticamente assenti in questa dieta.

Alcuni sostenitori della dieta carnivora affermano che si ottengono benefici come perdita di peso, maggiore chiarezza mentale e riduzione dell'infiammazione. Inoltre, individui con alcune condizioni autoimmuni segnalano un sollievo dei sintomi seguendo questa dieta. Tuttavia, gli studi scientifici a supporto di queste affermazioni, sono limitati e spesso mancano di una metodologia rigorosa.

Una delle preoccupazioni principali riguardo alla dieta carnivora è la mancanza di fibre, che può portare a problemi digestivi e ad un aumento del rischio di cancro al colon. Inoltre, l'alto consumo di grassi saturi e colesterolo nella dieta potrebbe aumentare il rischio di malattie cardiache e altri problemi cardiovascolari. Carenze nutrizionali, in particolare nelle vitamine C ed E, possono anche verificarsi a causa dell'assenza di frutta e verdura.

Esempio di Piano Giornaliero
Colazione:
Uova strapazzate cucinate nel burro.
Bacon o salsiccia (senza conservanti).
Pranzo:
Bistecca di costata alla griglia.
Gamberi o salmone al burro.
Cena:
Costolette d'agnello o maiale.
Contorno di frattaglie come il fegato (per varietà di nutrienti).
Spuntini:
Carne secca (senza zuccheri aggiunti o conservanti).
Uova sode.

Conclusioni
La dieta carnivora rappresenta la punta estrema degli approcci dietetici ed è accolta con scetticismo da molti professionisti della salute. Sebbene alcune persone riportino benefici, i potenziali rischi per la salute associati a questa dieta non possono essere ignorati. Come con qualsiasi regime dietetico estremo, è essenziale consultare un medico o un dietologo registrato prima di considerare cambiamenti dietetici così drastici. Una

dieta equilibrata e variegata che includa una vasta gamma di fonti nutrienti è generalmente considerata un approccio più sicuro e sostenibile per promuovere la salute e il benessere a lungo termine. Infine, da non dimenticare come l'Organizzazione Mondiale della Sanità consigli la riduzione del consumo di carni rosse per via del suo potenziale rischio cancerogeno.

LA DIETA SENZA GLUTINE: NAVIGARE TRA SCELTE E SFIDE

Negli ultimi anni, la dieta senza glutine ha guadagnato una notevole popolarità, trasformandosi da una necessità medica, per tutti coloro che sono affetti da malattia celiaca, in una scelta di stile di vita adottata da molti. Questa dieta comporta l'eliminazione del glutine, una proteina presente in grano, orzo e segale, dannosa per individui aventi diagnosi di malattia celiaca, sensibilità al glutine non celiaca o allergia al frumento.

Origini e Principi

Le origini della dieta senza glutine possono essere fatte risalire ai primi anni '50, quando la malattia celiaca fu collegata per la prima volta al consumo di glutine. Nel corso dei decenni, la consapevolezza della malattia celiaca e dei disturbi correlati al glutine ha portato allo sviluppo di prodotti senza glutine e a una comprensione più ampia del pubblico riguardo alla dieta.

Chi Dovrebbe Seguirla

Primariamente, gli individui diagnosticati con malattia celiaca, un disordine autoimmune genetico scatenato dal consumo di glutine, i quali devono seguire una rigorosa dieta senza glutine. La sensibilità al glutine non celiaca, una condizione con sintomi simili a quelli della malattia celiaca ma priva di marker diagnostici specifici, richiede anch'essa di evitare il consumo di prodotti contenenti glutine. Inoltre, gli individui con allergia al frumento, una condizione allergica separata, dovrebbero evitare i cereali contenenti glutine.

Per coloro con malattia celiaca o sensibilità al glutine, aderire a una dieta senza glutine è cruciale per gestire i sintomi e prevenire complicanze. Tuttavia, per gli individui senza queste condizioni, le prove scientifiche sui benefici di una dieta senza glutine sono limitate. Anzi, alcuni studi suggeriscono che escludere inutilmente i cereali integrali contenenti glutine potrebbe portare a carenze nutrizionali, poiché spesso questi cereali sono arricchiti con vitamine e minerali essenziali.

Per gli individui diagnosticati con malattia celiaca o sensibilità al glutine, l'adozione di una dieta senza glutine può portare alla risoluzione di sintomi come disturbi gastrointestinali, affaticamento e problemi cutanei, in alcuni casi problematiche anche più gravi (es. linfomi intestinali). Miglioramenti nella salute generale e nella qualità della vita sono benefici significativi quando il glutine scatena reazioni avverse.

Una delle principali sfide della dieta senza glutine è il potenziale squilibrio nutrizionale. Molti cibi processati senza glutine mancano dell'arricchimento presente nei loro omologhi contenenti glutine. Inoltre, i prodotti senza glutine possono essere più costosi, portando a un aumento dei costi alimentari per coloro che seguono questa dieta. Disagi sociali, spesso vengono affrontati da questi individui, come mangiare fuori e partecipare a eventi sociali, possono anche rappresentare difficoltà, poiché il glutine è utilizzato in molte cucine, e spesso non vi è una separazione netta degli alimenti che potrebbero risultare contaminati e provocare reazioni varie.

Cibi vietati
In una dieta senza glutine, i seguenti cereali e loro derivati vengono solitamente evitati perché contengono glutine:

Grano: Questo include tutte le varietà di grano come il grano duro, la semola, lo spelt e il farro.
Orzo: Questo include malto, estratto di malto, aceto di malto e aroma di malto.
Segale: Questo include il pane di segale e i prodotti a base di segale.

Triticale: Questo è un ibrido di grano e segale.

Inoltre, il glutine è spesso utilizzato come additivo in vari cibi e prodotti processati. Le persone che seguono una dieta senza glutine devono leggere attentamente le etichette degli alimenti per identificare e evitare eventuali ingredienti contenenti glutine. Fonti comuni di glutine nascosto includono:

Salse e sughi: Spesso addensati con farina di grano.

Carni lavorate: Alcune carni lavorate, come salsicce e hot dog, possono contenere pane grattugiato o altri riempitivi con glutine.

Zuppe: Alcune zuppe, specialmente quelle in scatola, utilizzano farina di grano come addensante.

Condimenti per insalata: Alcuni condimenti per insalata contengono additivi contenenti glutine per dare consistenza.

Snack: Molti snack, come alcune patatine e pretzel, sono fatti con farina di grano.

Birra: La birra tradizionale è prodotta con orzo, grano o segale, tutti ingredienti che contengono glutine. Tuttavia, esistono opzioni di birra senza glutine disponibili.

Un'altra preoccupazione è la contaminazione incrociata. Anche i cibi e i cereali naturalmente senza glutine possono essere contaminati dal glutine durante la lavorazione o la preparazione se entrano in contatto con prodotti contenenti glutine. Pertanto, è essenziale che le persone con disturbi correlati al glutine siano caute riguardo alla contaminazione incrociata nei ristoranti e a casa.

È cruciale consultare fonti affidabili o un professionista sanitario per informazioni dettagliate e aggiornate sugli alimenti e gli ingredienti senza glutine, poiché la disponibilità dei prodotti senza glutine può variare a seconda della regione e nel tempo.

Esempio di Piano Giornaliero
Colazione:

Avena senza glutine con frutti di bosco freschi e mandorle.

Uova strapazzate con spinaci e pane senza glutine fatto con farina di riso o mais.

Pranzo:

Insalata di pollo alla griglia con verdure miste, pomodorini, cetrioli e vinaigrette senza glutine.

Contorno a base di quinoa o riso.

Cena:

Salmone al forno con verdure arrosto (patate, carote e zucchine).

Pasta senza glutine fatta con farina di riso o legumi.

Spuntini:

Torte di riso senza glutine con burro di mandorle.

Frutta fresca o barrette di granola senza glutine.

Sebbene la dieta senza glutine sia essenziale per gestire la malattia celiaca e la sensibilità al glutine, gli individui senza queste condizioni, dovrebbero valutare attentamente la decisione di eliminare il glutine. È fondamentale consultare professionisti della salute o dietologi registrati per assicurarsi che uno stile di vita senza glutine sia in linea con specifiche esigenze e obiettivi di salute. Bilanciare i requisiti nutrizionali e gestire gli aspetti sociali della vita senza glutine può essere realizzato con una guida e una consapevolezza adeguate, rendendo il percorso verso uno stile di vita senza glutine più gestibile e sostenibile.

EQUILIBRARE IL BENESSERE DIGESTIVO: SVELANDO LA DIETA A BASSO CONTENUTO DI FODMAP E OLTRE

La dieta a basso contenuto di FODMAP (Fermentable Oligosaccharides, Disaccharides, Monosaccharides, and Polyols), un approccio rivoluzionario per gestire la sindrome dell'intestino irritabile (IBS) e altri disturbi gastrointestinali, è emersa nei primi anni 2000. Sviluppata dai ricercatori dell'Università di Monash in Australia, questa dieta mira ad alleviare il disagio digestivo limitando specifici carboidrati fermentabili, scarsamente assorbiti nell'intestino tenue.

Chi Dovrebbe Seguire la Dieta a Basso Contenuto di FODMAP?
La dieta a basso contenuto di FODMAP è principalmente progettata per individui che soffrono di Sindrome dell'Intestino Irritabile (IBS), un comune disturbo gastrointestinale funzionale caratterizzato da sintomi quali dolore addominale, gonfiore e alterazioni delle abitudini intestinali, la cui diagnosi medica viene fatta seguendo i criteri di Roma IV. Pur non essendo una cura universale, questo approccio dietetico ha dimostrato una notevole efficacia nel gestire i sintomi dell'IBS, specialmente quando i trattamenti tradizionali risultano insufficienti.

Dal punto di vista scientifico, la dieta a basso contenuto di FODMAP mira ai carboidrati che fermentano nell'intestino, causando disagio e gonfiore. Limitando questi zuccheri fermentabili, la dieta aiuta a alleviare i sintomi. Numerosi studi clinici hanno fornito prove sostanziali a supporto della sua efficacia, rendendola un'opzione consigliata nelle linee guida cliniche, per il controllo dell'IBS.

Sebbene la dieta a basso contenuto di FODMAP offra sollievo a molti, non è priva di sfide. Aderire rigorosamente alla dieta richiede pianificazione attenta e una comprensione approfondita della composizione degli alimenti. Possono insorgere squilibri nutrizionali se non vengono gestiti correttamente, portando potenzialmente a carenze di nutrienti essenziali come le fibre. Inoltre, la natura restrittiva della dieta può influenzare le interazioni sociali e l'esperienza di mangiare fuori, causando stress emotivo per alcuni individui.

Esempio di Piano Giornaliero
Colazione:
Uova strapazzate con spinaci e pomodori, yogurt senza lattosio e una banana (i frutti a basso contenuto di FODMAP sono generalmente ben tollerati).
Pranzo:
Petto di pollo alla griglia con fagiolini al vapore e patate arrosto (limitare le porzioni per mantenere basso il contenuto di FODMAP).
Spuntino:
Bastoncini di carota con una piccola porzione di formaggio senza lattosio.
Cena:
Salmone al forno con quinoa e insalata di lattuga, cetriolo e peperoni (evitare verdure ad alto contenuto di FODMAP come cipolle e aglio).
Spuntino:
Una manciata di fragole (a basso contenuto di FODMAP) con uno smoothie senza lattosio fatto con latte di mandorle, banana e spinaci.

Conclusioni
La dieta a basso contenuto di FODMAP rappresenta una testimonianza dell'evoluzione del panorama scientifico della

nutrizione, offrendo sollievo ad una parte di coloro che soffrono di disturbi intestinali di tipo funzionale. Tuttavia, è cruciale affrontare questo regime dietetico con conoscenza e orientamento, garantendo un'assunzione bilanciata di nutrienti, mentre si gestisce efficacemente il disagio gastrointestinale. Come sempre, consultare un professionista sanitario o un dietologo registrato è fondamentale per navigare nell'intricato percorso della dieta a basso contenuto di FODMAP, garantendo sia il comfort digestivo che il benessere generale.

ABBRACCIARE LA VITALITÀ CRUDA: ESPLORARE LA DIETA A BASE DI CIBI CRUDI

Nella ricerca del benessere ottimale, la Dieta a Base di Cibi Crudi emerge come un faro di nutrizione naturale, enfatizzando il consumo di cibi non lavorati, non cotti e spesso biologici. Questo approccio dietetico, radicato nella convinzione che i cibi crudi conservino enzimi vitali e nutrienti spesso persi durante la cottura, ha catturato l'attenzione degli appassionati di salute in tutto il mondo.

Origini e Filosofia

La Dieta a Base di Cibi Crudi trova le sue radici nel movimento naturale per la salute del primo Novecento e ha acquisito importanza nella metà del secolo scorso. I sostenitori di questa dieta credono che la cottura distrugga enzimi essenziali e nutrienti, causando vari problemi di salute. Consumando cibi nel loro stato naturale e non cotto, gli assertori sostengono che le persone possano raggiungere livelli di energia più alti, una digestione migliorata e una salute generale vibrante.

La Dieta a Base di Cibi Crudi è adottata da individui che cercano un approccio naturale alla salute, enfatizzando cibi integrali, evitando opzioni lavorate o raffinate. Pur essendo allettante per vegani e vegetariani grazie al suo focus sui vegetali, questa dieta può essere seguita da una vasta gamma di preferenze alimentari.

Prospettive Scientifiche e Mediche

Dal punto di vista scientifico, la Dieta a Base di Cibi Crudi offre una ricchezza di vitamine, minerali e antiossidanti. Tuttavia, i critici sostengono che la cottura di certi cibi aumenti il loro valore nutrizionale e la loro digeribilità. Sebbene i sostenitori affermino benefici per la salute come una digestione migliorata, un aumento dell'energia e una potenziale perdita di peso, le prove scientifiche a sostegno di queste affermazioni sono limitate.

Una delle principali preoccupazioni con la Dieta a Base di Cibi Crudi è il rischio di carenze nutrizionali, in particolare di vitamina B12, ferro, calcio e acidi grassi omega-3. Inoltre, attenersi rigorosamente ai cibi crudi, potrebbe essere socialmente isolante e comportare un impegno oneroso a mantenere il regime a lungo termine. Inoltre, si aggiunga il rischio della possibilità di consumare cibi crudi contaminati, che possono causare malattie alimentari.

Esempio di Piano Giornaliero
Colazione: Insalata di frutta fresca con una varietà di bacche, noci e semi.
Pranzo: Grande insalata di foglie verdi con avocado, pomodorini e una vinaigrette agli agrumi.
Spuntino: Bastoncini di verdure crude con hummus fatto in casa.
Cena: Zucchine tagliate a strisce con salsa marinara cruda, guarnite con lievito nutrizionale per un sapore formaggio.
Dolce: Cheesecake vegana cruda fatta con anacardi, datteri e bacche.

Conclusioni
Sebbene la Dieta a Base di Cibi Crudi offra una prospettiva interessante sulla nutrizione naturale, richiede una pianificazione attenta per garantire un'assunzione di nutrienti essenziali equilibrata. Le persone che considerano questo approccio dietetico dovrebbero consultare un professionista sanitario o un dietologo registrato per evitare carenze potenziali e rischi per la salute associati a una dieta basata esclusivamente su cibi crudi.

DECIFRARE LA DIETA DEL GRUPPO SANGUIGNO: UN'ESPLORAZIONE SCIENTIFICA

Origini e Filosofia

La Dieta del Gruppo Sanguigno, resa popolare dal Dr. Peter D'Adamo alla fine degli anni '90, suggerisce che il gruppo sanguigno di un individuo influenzi la risposta, da parte del corpo umano, in relazione all'assunzione di determinati cibi. Secondo questa teoria, ogni gruppo sanguigno (A, B, AB e O) ha requisiti dietetici specifici. I sostenitori avvalorano la tesi che adattare la propria dieta alimentare al gruppo sanguigno, possa migliorare la salute generale, migliorare la digestione e prevenire malattie.

Prospettive Scientifiche e Mediche

Sebbene il concetto della Dieta del Gruppo Sanguigno abbia attirato l'attenzione diffusa, l'esame scientifico ha rivelato significative incongruenze. Studi rigorosi non sono riusciti a fornire prove sostanziali che supportino le affermazioni della dieta del gruppo sanguigno. Genetisti ed esperti di nutrizione hanno smontato il presupposto fondamentale della dieta, sostenendo che i gruppi sanguigni umani, si sono evoluti molto tempo dopo l'emergere dei modelli dietetici moderni, rendendo estremamente improbabile un collegamento diretto tra gruppo sanguigno e dieta.

Incongruenze Scientifiche

La dieta manca di solide basi scientifiche, con studi che non riescono a stabilire una correlazione consistente tra specifici gruppi sanguigni e diete ottimali. Inoltre, le raccomandazioni fornite dalla Dieta del Gruppo Sanguigno spesso entrano in conflitto con le linee guida nutrizionali stabilite. L'assenza di supporto scientifico credibile solleva preoccupazioni sulla efficacia e la sicurezza della dieta.

Uno dei principali svantaggi della Dieta del Gruppo Sanguigno è la sua natura restrittiva. Adattare una dieta in base al gruppo sanguigno può portare all'esclusione di gruppi alimentari essenziali, causando potenziali carenze nutrizionali. Inoltre, si aggiunga, che bandire completamente uno specifico alimento, ritenuto dannoso per quel gruppo (se ne citano alcuni solo ad esempio: pomodoro, latte, arancia) potrebbe creare un potenziale pericolo, cioè che l'individuo con il tempo l'individuo possa sviluppare delle intolleranze al prodotto stesso eliminato. Infine, aderire rigidamente alla dieta può essere socialmente difficile, rendendola difficile da mantenere in varie situazioni sociali e culturali.

Esempio di Piano Giornaliero (Generalizzato, secondo le Linee Guida della Dieta del Gruppo Sanguigno):

Colazione (Tipo A): Tofu strapazzato con spinaci e pomodori.

Colazione (Tipo B): Frullato con frutti di bosco misti, latte di mandorla e una banana.

Colazione (Tipo AB): Porridge con kiwi a fette e mandorle.

Colazione (Tipo O): Pancetta di tacchino con funghi saltati e avocado.

Pranzo (per tutti i tipi di sangue): Salmone alla griglia o tofu con un'ampia insalata mista, comprensiva di una varietà di verdure e un condimento leggero alla vinaigrette.

Spuntino (per tutti i tipi di sangue): Frutta fresca (mela, pera o frutti di bosco) con una manciata di noci.

Cena (Tipo A): Verdure al vapore (broccoli, carote e cavolfiore) con riso integrale e tofu.

Cena (Tipo B): Pollo alla griglia con quinoa e verdure al forno.

Cena (Tipo AB): Tempeh saltato in padella con verdure miste sopra riso integrale.

Cena (Tipo O): Bistecca alla griglia con patate dolci e asparagi.

Conclusioni

Sebbene la Dieta del Gruppo Sanguigno abbia catturato l'interesse del pubblico, la mancanza di basi scientifiche solide solleva significativi dubbi sulla sua validità. Le persone che considerano questa dieta dovrebbero avvicinarsi criticamente, consultando professionisti qualificati della sanità o dietologi registrati per garantire che le loro esigenze nutrizionali siano soddisfatte in modo sicuro ed efficace. Fare scelte alimentari basate su prove scientifiche ben stabilite e sui requisiti di salute individuali rimane l'approccio più prudente alla nutrizione.

CONSIDERAZIONI FINALI

NAVIGARE L'OCEANO ALIMENTARE: UNA MAPPA PER UN TE STESSO PIÙ SALUTARE

Nel sempre più mutevole panorama della salute e del benessere, intraprendere un percorso dietetico può essere sia un atto di potere che di confusione. L'era digitale ha portato con sé un'abbondanza di informazioni, rendendo allettante tuffarsi in diete alla moda o seguire post virali sui social media che promettono risultati miracolosi. Tuttavia, quando si tratta della tua salute, le decisioni che prendi sulla tua dieta devono essere informate, ponderate e, soprattutto, personalizzate per soddisfare le tue esigenze che sono e resteranno uniche.

ABBRACCIARE UNA DECISIONE INFORMATIVA

Una delle lezioni più cruciali da apprendere da questa esplorazione sulle diete è la necessità di prendere decisioni informate. Internet e i social media sono traboccanti di consigli legati alla dieta, alcuni basati su prove scientifiche e altri semplicemente su mode o miti. In mezzo a questo mare di informazioni, l'importanza del discernimento non può essere enfatizzata abbastanza. Prima di adottare qualsiasi dieta, è imperativo consultare fonti affidabili, come dietologi registrati o nutrizionisti, che possiedono la conoscenza e l'esperienza per guidarti in modo efficace.

IL RUOLO DELL'ORIENTAMENTO PROFESSIONALE

La tua salute è un complesso intreccio di vari fattori, e un approccio unico non è sufficiente. Consultare un medico o un nutrizionista diventa cruciale per comprendere le tue uniche esigenze fisiologiche, i requisiti dietetici e i potenziali rischi per la salute. Questi professionisti possono condurre valutazioni approfondite, tenendo conto della tua storia medica, del tuo stile di vita e delle tue preferenze per creare un piano dietetico personalizzato su misura per le tue esigenze individuali.

LA DIETA COME SCELTA DI VITA

È fondamentale percepire una dieta non come una soluzione temporanea ma come un aspetto fondamentale del tuo stile di vita. Una dieta equilibrata e nutriente, associata a regolare attività fisica, costituisce la base di una vita sana. Coltivare abitudini sostenibili e incorporarle senza sforzo nella tua routine quotidiana assicura che le tue scelte alimentari non siano semplicemente adeguamenti temporanei, ma pratiche durature che promuovono il benessere generale.

AVVICINARSI AL CAMBIAMENTO CON CAUTELA

Cambiare la tua dieta può davvero avere effetti trasformativi sulla tua salute, sia fisica che mentale. Tuttavia, questa trasformazione dovrebbe essere affrontata con cautela e rispetto per il tuo corpo. Cambiamenti improvvisi nei modelli alimentari possono disturbare il tuo metabolismo, la digestione e la salute generale. Transizioni graduali, sotto la supervisione di un professionista sanitario, permettono al tuo corpo di adattarsi e rispondere positivamente, riducendo il rischio di effetti avversi.

UNA MENTE SANA IN UN CORPO SANO

La salute fisica e il benessere mentale sono intrinsecamente legati. I cambiamenti dietetici possono influenzare positivamente il tuo corpo e possono anche influenzare il tuo umore, i livelli di energia e le funzioni cognitive. Nutrendo il tuo corpo con cibi integrali e nutrienti, crei una solida base per la chiarezza mentale, la stabilità emotiva e un senso di vitalità accentuato. Questo approccio olistico alla salute enfatizza non solo l'assenza di malattia, ma la presenza di stati fisici e mentali ottimali.

ABBRACCIA IL VIAGGIO

In chiusura, ricorda che intraprendere un viaggio dietetico non è una destinazione ma una spedizione continua. È un atto profondo di auto-cura, un impegno per il tuo benessere presente e futuro. Mentre navighi nel vasto Oceano delle scelte dietetiche, lascia che la curiosità sia la tua bussola e la conoscenza la tua stella polare. Abbraccia la diversità dei cibi, gusta i sapori e celebra il nutrimento che essi ci forniscono.

CONCLUSIONE

Mentre chiudi le pagine di questo libro, considera questo: il tuo corpo è un capolavoro intricato, degno della migliore cura e attenzione. Le tue scelte dietetiche hanno un potere immenso, plasmando la tua salute, vitalità e longevità. In un mondo dove l'informazione è abbondante e spesso travolgente, la saggezza sta nel distinguere la verità dalla tendenza, i fatti dalla finzione.

Quindi, mentre ti immergi nel mondo della nutrizione, fallo con riguardo per l'incredibile veicolo che è il tuo corpo. Trattalo con gentilezza, nutrilo con uno scopo e osserva come ti ricompenserà con un'energia senza limiti, resilienza e un profondo senso di benessere. Il tuo viaggio verso la conoscenza e la comprensione del tuo corpo e la consapevolezza di essere più sano, non inizia con una moda ma con una fondazione, costruita sulla conoscenza, l'orientamento esperto e la ferma convinzione nel tuo potenziale di trasformazione.

Che questo libro sia il tuo basamento, il tuo compagno fidato in questo viaggio di trasformazione. Armato di saggezza, possiedi gli strumenti per fare scelte che si equilibrino con il tuo corpo, la tua mente ed il tuo spirito. Con ogni morso consapevole e ogni pasto nutriente, stai plasmando un futuro colmo di salute e vitalità.

Questo non è solo un libro; è il tuo passaporto per un te più radioso e sano. Buon viaggio!